LE

HALLUCINAT

VOLONTAIRES

(L'ÉTAT HALLUCINATOIRE)

PAR

Le Dʳ P. DHEUR

Médecin adjoint de la maison de santé d'Esquirol
Membre correspondant de la *Société Médico-Psychologique*

SUIVI D'UN CHAPITRE SUR LES HALLUCINATIONS

NOTES MANUSCRITES ET INÉDITES

Du Dʳ J. MOREAU (de Tours)

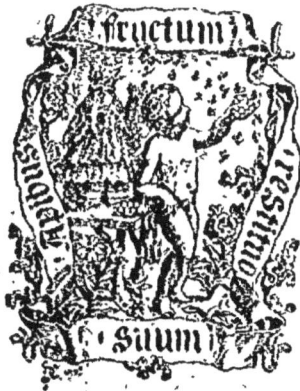

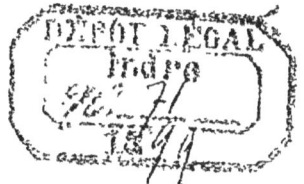

PARIS
SOCIÉTÉ D'ÉDITIONS SCIENTIFIQUES
BASÉE SUR LA MUTUALITÉ

4, RUE ANTOINE-DUBOIS, 4

—

1899

Tous droits réservés

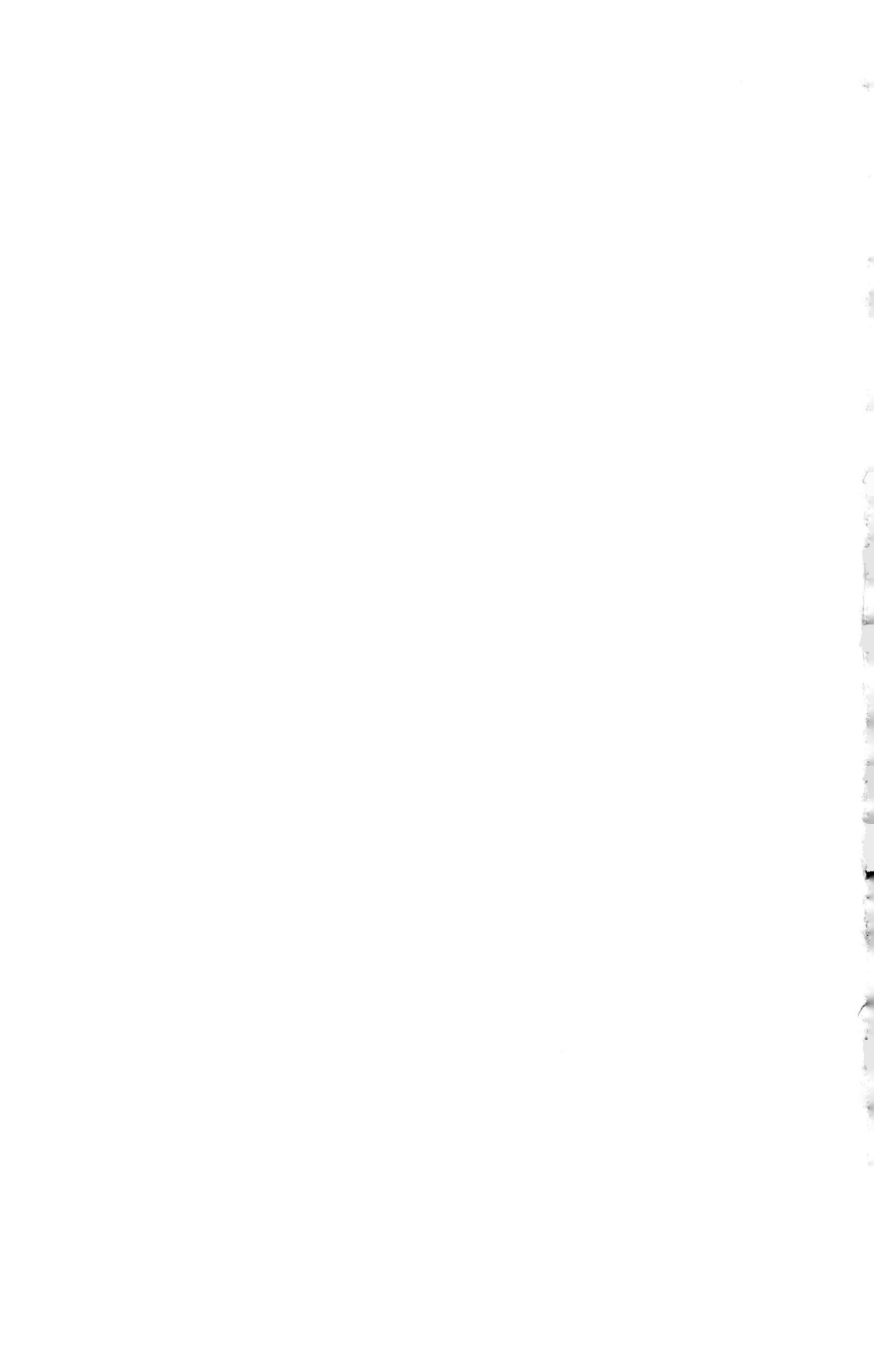

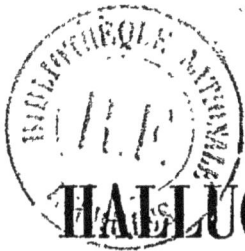

LES
HALLUCINATIONS VOLONTAIRES

DU MÊME AUTEUR :

L'Etat de la sensibilité chez quelques mélancoliques (OLLIER-HENRY. — Paris 1896.

La Musique et les Aliénés. — (*Journal d'Hygiène* 1897).

Traitement moral et hygiénique des Aliénés. — (*Journal d'Hygiène* 1897-1898).

La Maison de Santé d'Esquirol (ASSELIN et HOUZEAU. — Paris 1898).

Le Suicide des Aliénés en liberté. — (*Journal d'Hygiène* 1898).

LES
HALLUCINATIONS
VOLONTAIRES
(L'ÉTAT HALLUCINATOIRE)

PAR

Le Dr P. DHEUR
Médecin adjoint de la maison de santé d'Esquirol
Membre correspondant de la *Société Médico-Psychologique*

SUIVI D'UN CHAPITRE SUR LES HALLUCINATIONS
NOTES MANUSCRITES ET INÉDITES
Du Dr J. MOREAU (de Tours)

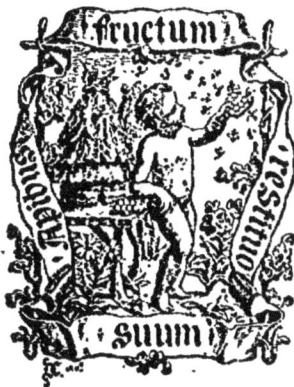

PARIS
SOCIÉTÉ D'ÉDITIONS SCIENTIFIQUES
BASÉE SUR LA MUTUALITÉ
4, RUE ANTOINE-DUBOIS, 4
—
1899

PRÉFACE

Il n'y a peut-être pas de phénomène qui ait eu une influence plus grande sur les croyances superstitieuses des peuples, que l'hallucination.

Son caractère mystérieux était bien fait pour frapper l'esprit de nations avides de merveilleux et dont la religion (la plus profonde des croyances, celle qui régit les moindres actes de l'individu), reposait elle-même sur le mystère.

Sous le paganisme, c'est Apollon, c'est Bacchus, c'est Eros, c'est enfin un des dieux innombrables qui peuplent la terre, le ciel et les eaux, qui vient se montrer en personne au commun des mortels, ou qui leur procure suivant les circonstances, des visions agréables ou terribles.

A la civilisation païenne succède une nouvelle civilisation, rien ne reste des anciennes croyances; une foi nouvelle donne naissance à de nouveaux prodiges. Lucifer, Belzebuth, Astaroth, viennent tourmenter les pécheurs et séduire les pécheresses. Les sorciers se ren-

1

dent en foule au Sabbat avant qu'on les conduise au bûcher. C'est la période des visions et des apparitions célestes, c'est alors que se produisent les extases divines des amantes chéries de Jésus.

La renaissance est impuissante à dégager l'observation scientifique du dogme; les légions de démons restent la cause des maladies, et, Ambroise Paré lui-même fait intervenir le diable dans ses diagnostics.

Le XVIIIᵉ siècle, avec Thomas Willis, Boerhave, Vieussens, Morgagni, fait un effort pour rendre à la science son indépendance, et le XIXᵉ, avec Pinel et Esquirol et leurs élèves, avec l'école somatique allemande, semble enfin avoir atteint ce but.

Cependant, dans la foule, si la croyance aveugle au dogme de l'Église, a fait place à un scepticisme plus apparent que réel, l'amour du merveilleux est resté le même et la science, loin de ramener les masses à des idées plus positives, n'a fait que leur fournir les éléments d'un nouveau mysticisme.

Le savant lui-même n'a pas su encore s'affranchir complètement des idées que lui ont légué les générations passées et en face d'un problème difficile, il semble à tous moments que l'on va voir sortir de ses lèvres le mot « mystère ».

Voilà pourquoi l'hallucination reste encore un phénomène tout à fait exceptionnel sans précédent, un renversement aux lois de la nature. Voilà pourquoi un des plus savants aliénistes du XIXᵉ siècle ne craignait pas de dire, au sein d'une société savante : « Il y a des phénomènes qu'il faut se contenter de constater, sans chercher à en pénétrer le mécanisme, et malheureusement l'hallucination est de ce nombre ».

Les siècles futurs pardonneront certainement ces paroles, en songeant aux croyances de l'époque de celui qui les a prononcées, mais certes ils trouveront plus de franchise et plus de vérité dans celles de Parchappe : « Je ne sais pas plus comment on peut avoir une hallucination, que je ne sais comment on a une sensation, un sentiment, une imagination, ou un souvenir. »

La science a fait aujourd'hui trop de progrès pour que l'on puisse affirmer encore qu'il existe en ce monde des phénomènes dérogeant complètement aux lois de la nature, des phénomènes mystérieux que nous ne devons même pas chercher à éclaircir. Des découvertes nouvelles viennent en effet tous les jours nous prouver qu'il existe des points communs entre des faits qu'il semblait, au premier abord, impossible de rapprocher. Or, l'hallucination ne saurait, dans ces conditions, être regardée, pas plus du reste que toute autre manifestation pathologique, comme un phénomène insolite se soustrayant aux lois de la nature. Un symptôme pathologique n'est, ne peut et ne saurait être autre chose que la transformation d'une fonction physiologique car, comme dit Claude Bernard (1) : La santé et la maladie

(1) Cl. BERNARD, leç. sur la chaleur animale 1876.

ne sont pas de mode différent essentiellement...... dans la réalité, il n'y a, entre ces deux manières d'être, que des différences de degrés. »

Certes, quoique je ne prétende pas, comme plusieurs, qu'il y ait des choses qui doivent à jamais nous rester cachées, je n'ai pas la prétention non plus de dévoiler, dans ce travail, le mode intime de production de l'hallucination. Cependant, si jamais ce mode intime de production devait nous être connu, ce serait grâce à l'étude des conditions mêmes, dans lesquelles se produisent ces phénomènes, dans les relations qu'ils présentent avec les autres symptômes morbides et avec les actes normaux de l'intelligence.

C'est sous cet aspect que je veux étudier aujourd'hui l'hallucination ; et si, par cette méthode, je n'arrive à apporter immédiatement que peu de lumière sur un sujet très obscur, je ne croirai pas, du moins, avoir embrouillé la question, en démontrant la fausseté de certaines idées trop généralement admises.

Pour ce qui concerne la formation des images verbales, je ne pouvais faire mieux que de m'inspirer de l'ouvrage de M. G. Ballet sur le langage intérieur.

Trois observations d'hallucinations volontaires avaient été recueillies par le Dr J. Moreau, de Tours, dans l'intention, croyons-nous, de montrer dans ces cas là, l'existence du fait primordial.

Je crois inutile de revendiquer pour personnelles les idées que j'expose sur les hallucinations ; le plus grand reproche que l'on me fera, étant, sûrement, d'avoir des idées trop personnelles à ce sujet.

Ayant eu l'occasion de lire un manuscrit du Dr Jacques Moreau, de Tours, concernant les hallucinations, nous avons cru, avec l'autorisation de M. Paul Moreau, de Tours, son fils, devoir le livrer à la publicité.

Tout incomplet et tout inachevé qu'il est, c'était un devoir pour nous de n'y rien changer. Ce manuscrit fait suite à « l'identité de l'état de rêve et de la folie » du même auteur.

INTRODUCTION

« L'hallucination ne devra presque plus paraître, et
n'est presque pas autre chose que le résultat un peu
forcé d'un acte normal de l'intelligence, le plus haut
degré de la transformation sensoriale de l'idée ».

Ainsi s'exprimait Lélut en 1846, dans l'*Amulette de
Pascal* ; tel est le thème que l'on pourrait donner à la
discussion longue et ardente, qui s'éleva dix ans plus
tard au sein de la Société médico-psychologique, entre
MM. Peisse, Buchez, Baillarger, de Castelnau, Garnier
et Delasiauve.

Nous ne saurions trouver une meilleure introduction
à notre travail, que le résumé même de cette discussion
sur la nature des hallucinations. Tout semble en effet,
avoir été dit sur ce sujet pendant les sept séances consécutives que les maîtres dont nous venons de citer les
noms, consacrèrent à approfondir cette question.
Cependant, que d'hypothèses admises comme vraies et
qui sont discutables, que de désaccords dans la signifi-

cation même des mots, que de conclusions hâtives
tirées de rapprochements trop brusques ou impossibles.
Toutes les opinions confinent à la vérité, toutes, à notre
avis, s'en écartent plus ou moins.

Mais voyons d'abord rapidement quelles ont été les
principales opinions émises, quitte à faire, après coup,
la critique générale de la discussion. Si quelque point
reste encore obscur, cet ouvrage, en reprenant les faits,
en les analysant avec plus de méthode, en apportant
de nouvelles observations, est destiné à les éclairer d'un
jour nouveau.

Nous ne saurions ici reproduire en entier le compte
rendu de ces séances, et du reste, l'on conçoit facilement que chaque orateur se laissant entraîner malgré
lui sur le terrain où des études préalables lui donnent
des connaissances plus approfondies, s'écarte en beaucoup de cas, plus ou moins de la question principale.
D'autre part, l'anatomie cérébrale ayant fait, depuis
cette époque, de nombreux progrès, nous ne reprodui-
rons que ce qui a trait à la physiologie et à la psychologie des hallucinations. Cependant, dans ce résumé,
aussi bref soit-il, nous nous sommes efforcés de respecter
scrupuleusement la pensée de ces éminents orateurs
et même d'en reproduire textuellement les paroles.

Une communication de M. Delasiauve sur l'extase,
devint l'occasion de l'ouverture de la discussion.

M. Buchez prend un des premiers la parole. Pour
lui la sensation réelle, la représentation mentale et
l'hallucination, sont des phénomènes de même essence.

Entre la représentation mentale et l'hallucination, il n'y a qu'une question de degré. Certains peintres, certains compositeurs poussent la faculté de se représenter les objets, jusqu'à l'hallucination. Celle-ci, du reste, ne répond pas toujours à un état morbide et parfois, de même que l'extase, a un caractère véritablement physiologique. Comme c'est le même organisme qui est le siège des phénomènes dans l'état de santé et des symptômes dans l'état de maladie, il est naturel qu'il y ait souvent analogie entre les uns et les autres.

M. Peisse raisonne dans les mêmes données. L'hallucination, pas plus que tout autre phénomène de la nature plus ou moins insolite, ne saurait, *à priori*, être considérée comme un fait isolé, indépendant, sans rapport avec les opérations et manifestations ordinaires et normales de l'esprit. L'hallucination n'est qu'une modification des deux opérations intellectuelles normales, la mémoire et l'imagination.

Certes, il ne nie pas qu'il y ait une différence entre la simple imagination, le simple souvenir d'un objet, quelque vifs qu'ils soient dans l'état normal, et la perception de ce même objet telle qu'elle se produit chez l'halluciné. Mais, tout en admettant cette différence, il croit qu'elle n'est pas essentielle ni absolue. De même la différence est grande entre le souvenir de la sensation et l'hallucination, elle est celle de la santé à la maladie, mais elle ne porte pas sur la nature essentielle du phénomène. On entend intérieurement la parole et le chant dont on se souvient, le souvenir d'un objet de la vue

n'est qu'une reproduction de l'image produite primitivement par l'impression de l'objet extérieur sur l'organe
sensoriel.

Entendre mentalement des sons, voir mentalement
des images, c'est toujours entendre et voir, c'est un
acte de vision et d'audition. On ne peut se représenter
une image que par un ensemble déterminé de lignes et
de couleurs, c'est-à-dire par une image tout à fait semblable, sauf la vivacité et la durée, à celle qui résulterait
de la présence d'un objet. Il y a plus, c'est que l'audition intérieure par exemple, ne peut se produire
qu'avec le concours actif des organes de la phonation et
de la parole, on ne peut se faire entendre à soi-même
un air sans chanter, à quelque degré, physiquement,
c'est-à-dire sans la mise en jeu de l'appareil vocal. La
conscience, en effet, atteste dans ce cas que les organes
de la phonation sont positivement et localement en
action. Cette action est comme l'esquisse, l'ébauche, de
celle qui, à un plus haut degré, produit l'émission de
la voix au dehors.

L'hallucination n'est que cette activité organique de
l'appareil sensitif interne, s'exerçant spontanément par
des causes inconnues avec le même degré d'intensité,
de précision, de netteté, avec la continuité et la fixité
qu'elle aurait si elle était mise en jeu par une cause
extérieure.

L'intervalle qui sépare la représentation mentale de
l'hallucination, se trouve en partie comblé, d'après lui,
par les images plus ou moins fantastiques des halluci-

nations hypnagogiques qui offrent des caractères plus prononcés que ceux de la représentation mentale et plus faibles que ceux de l'hallucination vraie.

En un mot :

1° L'hallucination n'est que la représentation des phénomènes ordinaires et normaux, de la mémoire et de l'imagination s'exerçant spontanément et involontairement avec un degré insolite d'énergie ;

2° L'hallucination n'est en essence, psychologiquement et physiologiquement que le phénomène de représentation mentale et du rappel des perceptions sensorielles par la mémoire et l'imagination ;

3° Cette représentation, dite interne, des objets des sens, est en essence identique à la perception externe elle-même, à la sensation ;

4° La perception sensorielle ou sensation, la représentation mentale volontaire et normale (mémoire, imagination, conceptions) et la représentation mentale involontaire et anormale (illusions et hallucinations), sont les produits d'une seule et même faculté psycho-organique, s'exerçant dans des conditions diverses et à des degrés différents d'intensité.

M. Adolphe Garnier vient combattre ces idées. Pour lui, il y a entre ces phénomènes, non seulement une différence de degrés, mais encore une différence de nature. Il cherche à établir une limite entre l'hallucination et les représentations mentales que l'on reconnaît pour telles et qui, d'après lui, ne sont pas des hallucinations. Il distingue :

1° La perception, par laquelle on saisit les objets, qu'on sait ne pas exister seulement dans notre pensée ;

2° La conception, par laquelle on se représente les objets absents ou imaginaires, sachant bien que ces objets n'ont une existence actuelle que dans notre esprit.

Lorsqu'on confond ces conceptions intérieures avec des perceptions, on a des hallucinations. Pour lui, le véritable caractère de l'hallucination, c'est que le malade la confond avec la réalité, il va même plus loin et il affirme que lorsqu'un malade entend une voix, alors même qu'il ne la prend pas pour un objet de son imagination, si elle n'a pas les mêmes caractères que celle de celui qui l'interroge, si elle ne lui paraît pas aussi extérieure, il n'a qu'une simple conception normale. Il en serait de même pour les autres sens.

Pour montrer la différence de nature de ces trois phénomènes, il montre qu'au lieu d'y avoir une progression régulière dans la netteté de l'image, lorsqu'on passe de la perception à la conception et à l'hallucination, il y a, au contraire, un affaiblissement très marqué de celle-ci dans le terme moyen. De plus la perception détruit parfois la représentation mentale au lieu de l'aider, et ce qui donne tant de relief à l'objet de l'hallucination, c'est que la perception est absente.

M. Sandras voit dans l'hallucination un fait étranger entièrement distinct de la pensée, de la réminiscence et de la sensation normale. Ce n'est ni l'un ni l'autre de ces phénomènes, ni la transformation de l'une dans l'autre.

M. Baillarger fait remarquer que les observations de M. Peisse se trouvent être confirmées en partie par les auteurs mystiques qui décrivent des visions intellectuelles et corporelles, des voix intérieures et extérieures, des odeurs et des goûts qui, tantôt affectent l'âme et tantôt arrivent aux organes des sens. Il n'a fait lui-même que suivre cette division dans ses mémoires sur l'hallucination, en donnant aux visions et aux locutions intellectuelles, le nom d'hallucinations psychiques, et aux visions et locutions corporelles celui d'hallucinations psycho-sensorielles. Cependant, lorsqu'il s'agit d'établir les rapports qui unissent l'état physiologique à l'état pathologique, il se range à l'avis de M. Garnier. Il s'élève contre le mot de physiologique appliqué à l'extase et contre la même expression appliquée à l'hallucination. Ce sont là des états réellement morbides.

On ne saurait voir dans l'hallucination, le couronnement de l'idée créatrice du peintre. Un espace infranchissable existe entre la représentation mentale d'un objet et l'audition mentale d'un son et la perception normale, ce sont là des phénomènes de nature différente. Il ne nie pas pourtant qu'il n'y ait entre les deux un certain rapport tel que celui par exemple qui unit entre eux l'ombre et le corps, mais jamais on ne pourra arriver, quelque volonté qu'on y mette, graduellement et physiologiquement, à transformer la représentation mentale en hallucination.

Il n'admet pourtant pas le critérium dont se sert M. Garnier pour distinguer l'hallucination de la conception, et il montre que le malade peut très bien être halluciné et n'être pas dupe de son hallucination.

Les hallucinés mettent entre l'hallucination et la réminiscence, le même intervalle qu'entre cette réminiscence et la sensation normale. Que dire devant de pareilles affirmations ! Comment en atténuer l'autorité tant qu'on ne trouvera pas d'autres hallucinés, sains d'esprit, tenant un langage différent.

En résumé, il conclut qu'il y a dans l'hallucination un phénomène nouveau d'un ordre spécial et tout à fait pathologique.

M. de Castelnau dit qu'il est impossible de démontrer que le nerf optique, par exemple, et le cerveau sont dans le même état ou dans un état différent, éprouvent les mêmes modifications ou les modifications contraires chez l'individu qui voit une image, soit réellement, soit pendant une hallucination et chez celui qui se représente mentalement cette image. A défaut de certitude, la probabilité lui paraît presque aussi grande que possible contre la doctrine de l'identité. Cependant, pour lui, la plus grave des raisons contre cette doctrine, n'est pas celle qu'a donné M. Baillarger, il reconnaît même que l'extériorité, la netteté de l'image dans l'hallucination pourrait bien n'être qu'une différence de degré, non une différence de la nature. Mais, ce qui, pour lui, paraît constituer une différence essentielle entre l'hallucination et la sensation, d'une part, et la conception ou le souvenir sensoriel, de l'autre, c'est que le souvenir est entièrement soumis à la volonté, tandis que la sensation et l'hallucination, malgré ce qu'on a dit de quelques exceptions pour le moins équivoques, en sont complètement indépendantes.

Tout halluciné qui croit à la réalité de ses hallucinations est atteint d'un plus ou moins grave degré d'aliénation mentale.

M. Brière de Boismont voyant attaquer son précédent travail sur les hallucinations physiologiques, vient le défendre.

Il reconnaît qu'il est vrai, en thèse générale, que le souvenir d'une sensation n'approchera jamais de la sensation réelle; à cette règle, cependant, il y a de nombreuses exceptions. C'est surtout dans les idiosyncrasies individuelles qu'on doit chercher les éléments de comparaison. Il est vrai que dans beaucoup de cas, la représentation mentale est volontaire, confuse, obscure, intérieure, tandis que l'hallucination est involontaire, claire, précise, toujours extérieure, mais dans beaucoup de cas aussi les choses

ne se passent pas ainsi et parfois même ces préten-
dus caractères pacthognomiques disparaissent complètement.

Pour lui :

1° La conception est parfois involontaire ;

2° Elle peut acquérir une grande netteté et égaler
en puissance l'hallucination ;

3° Son caractère d'intériorité n'est pas non plus
inattaquable ;

4° On peut rappeler l'hallucination par un effort de
volonté.

M. Michéa ne croit pas qu'on ait le droit de ne
voir entre l'hallucination et la représentation mentale, de simple différence de degrés. Il admet cependant que dans certains cas une simple représentation
mentale peut être assez vive et assez forte pour avoir
quelque analogie avec l'hallucination. Il s'appuie surtout, pour montrer que ces phénomènes sont distincts,
sur ce que ceux qui les éprouvent ne les confondent
pas. Il reconnaît que les cas d'hallucinations volontaires sont rares, mais il dit qu'il faut les admettre.

Ses conclusions sont les suivantes :

1° Il y a une différence de nature, non une simple
différence de degré entre l'hallucination et la conception
ou représentation mentale ;

2° Il est des hallucinations qui ont leur point de départ dans les modifications qui surviennent au sein des nerfs sensoriels;

3° La volonté n'est pas étrangère d'une façon absolue à la production des hallucinations.

M. Parchappe résume ainsi son opinion :

1° L'hallucination est un phénomène anormal qui offre de grandes analogies avec le produit de l'imagination surexcitée par la passion ou par la concentration volontaire et qui en diffère essentiellement, parce qu'il est de la nature de l'hallucination, d'entraîner nécessairement l'illusion ;

2° L'hallucination vraie suppose toujours une perversion dans l'exercice régulier de l'imagination et par conséquent ne peut être considérée comme un phénomène physiologique;

3° L'hallucination peut être compatible avec l'intégrité de la raison ;

4° L'action simultanée de l'organe des sens et du cerveau est une des conditions essentielle et indispensable de l'hallucination.

M. Maury ne voit dans les idées devenues sensibles, que la reproduction d'objets antérieurement perçus. L'hallucination n'est pourtant point une réminiscence, c'est un souvenir qui s'impose. Il n'y a pas de différence essentielle entre la représentation mentale, la perception ou l'hallucination. Sous le rapport de la clarté, l'hallucination se place entre la conception et la perception, et suivant son énergie, elle est psychique ou psycho-sensorielle.

M. Delasiauve fait remarquer qu'on n'a pas d'hallucinations d'un sens, dont on a toujours été privé, et qu'on peut au moins pour elles, en inférer sans invraisemblance, un lien de parenté avec les idées sensibles acquises. On ne saurait nier non plus que nous ayons un vaste magasin ouvert aux idées et qu'elles s'y accumulent dans un certain ordre, de manière à s'éveiller ou se correspondre par des affinités ou des oppositions, et que le moi, soit qu'il aille les chercher, soit qu'elles s'offrent spontanément à lui, les retrouve plus ou moins nettes, abondantes ou rebelles, pour le besoin des opérations mentales.

Dans les conditions ordinaires, la conception renouvelée n'équivaut en aucune façon à la sensation réelle, chacun le sait.

Mais ce que normalement, ne donne point là toute puissance de la veille, d'autres situations peuvent le réaliser. Si l'idée sensible est un type, pourquoi, en raison de certaines modifications physiques ou morales, ce type ne revivrait-il pas ainsi dans sa plénitude ? et, dans son essence, l'hallucination est-elle autre chose ?

Il réfute le discours de M. Garnier en montrant que celui-ci fait de la conception et de la perception, des produits, et qu'un produit ne peut avoir sa virtualité propre. Il montre que le contraste que signale M. Garnier entre la conception et la perception, est plus apparent que réel.

Répondant ensuite à M. Baillarger qui veut voir dans la représentation mentale un acte purement psychique, et dans l'hallucination un acte combiné de l'intelligence et de la sensation, il s'attache à montrer que, dans la production des sensations directes représentatives ou hallucinatoires, l'initiative de l'intelligence est nulle ou du moins très douteuse.

M. Baillarger aussi, selon lui, a encore eu tort de croire que l'extériorité était seulement propre à l'hallucination, car, si faible et si impalpable que soit l'image dans la représentation mentale, elle nous paraît toujours occuper son lien dans l'espace et y affecter une distance.

M. Delasiauve conclut que la représentation mentale ouvre en quelque sorte la série des hallucinations dont elle n'est qu'un diminutif très affaibli. Elle est extériorisée, elle peut être volontaire ou involontaire, et si elle reste si au-dessous de l'hallucination, c'est le secret de la nature.

Ce qui frappe tout d'abord dans la lecture du compte rendu de cette discussion, c'est non seulement les divergences d'opinions, les significations très différentes données par les divers orateurs, au même mot, les conclusions tout à fait opposées qui se tirent d'un même fait, mais encore les hésitations, et les précautions oratoires nombreuses dont chacun s'entoure pour exposer sa façon de voir.

Un sentiment de gêne pèse sur toute l'assemblée,

comme si la discussion ne devait englober qu'un certain nombre de faits, comme si des lois précédemment établies devaient l'empêcher de franchir certaines limites.

Ce n'est pas, en effet, en si peu de temps, que l'on peut s'affranchir d'une loi, surtout lorsque c'est M. Baillarger qui l'a formulée et qu'elle réglemente la production des hallucinations.

Trois conditions, avait-il dit sont, nécessaires à leur production :

1° *L'exercice involontaire de la mémoire et de l'imagination* ;

2° *La suspension des impressions externes* ;

3° *L'excitation interne des appareils sensoriels.*

Chacun avait présent à l'esprit ces principes et personne n'osait directement les attaquer.

Voilà pourquoi M. Peisse lui-même, le plus affirmatif de tous, comme pour atténuer la rigueur de ses assertions, cherche à faire des concessions de mots. Voilà encore pourquoi M. Baillarger qui, au début de la discussion, est venu tout d'abord apporter tout le poids de sa théorie sur les hallucinations psychiques, pour faire pencher la balance en faveur des opinions de M. Peisse, reste ensuite effrayé de ses conclusions et le combat.

Il peut paraître téméraire que je vienne ici, faire ce que de plus autorisés que moi n'ont osé faire alors, mais l'observation des faits me donne une grande force, et si je n'affirme pas de suite que cette formule est fausse, je ne crois pourtant pas trop m'avancer en disant qu'elle est très discutable.

Mais la plus grande cause de confusion vient certes de la plus ou moins grande extension que chacun donnait aux mots, « hallucination et représentation mentale ». Il aurait été nécessaire avant tout, de déterminer les limites exactes que l'on voulait assigner aux divers phénomènes qu'on devait étudier. De simples épithètes de normales, d'exagérées ou d'atténuées, s'appliquant aux représentations mentales, de psychiques et de psyco-sensarielles, s'appliquant aux hallucinations, auraient, dans bien des cas, évité des discussions roulant plus sur l'interprétation des mots que sur celle des choses.

En agissant ainsi, il aurait été facile de poser tout de suite les principes qui, seuls, semblent avoir été admis par tous et qui sont les suivants :

1° Une sensation antérieurement perçue est nécessaire pour la production d'une hallucination ;

2° La représentation mentale normale ne saurait être confondue avec la sensation et diffère beaucoup de l'hallucination ;

3° Un rapport, assez faible il est vrai, paraît unir la représentation mentale à l'hallucination ;

4° Il y a un phénomène nommé hallucination psychique qui semble se rapprocher davantage de la représentation mentale, que l'hallucination vraie.

A présent, si nous examinons les diverses affirmations qui ont été mises en avant pour différencier ces deux phénomènes (sans rien préjuger pour cela du rapport qu'ont ces phénomènes entre eux), nous les trouvons encore très discutables.

L'hallucination, a-t-on dit, est involontaire, claire, précise, extérieure, parfaite, elle entraîne l'erreur et n'est pas confondue par les malades avec la représentation mentale. Celle-ci serait volontaire, confuse, intérieure, obscure, normale.

Reprenant à notre tour cette étude, nous aurons l'occasion, dans le cours de cet ouvrage, de discuter, observations en mains, ce que nous avons déclaré discutable, cela nous sera facile en étudiant la représentation mentale chez l'homme à l'état sain et à l'état de maladie, l'hallucination classique et l'hallucination exceptionnelle.

Partant de ce principe, que le mieux est d'expliquer la pathologie par la physiologie, je commencerai par étudier brièvement la représentation mentale normale pour arriver progressivement jusqu'à ces exagérations qui offrent les grands rapports avec l'hallucination en général, et en particulier avec l'hallucination volontaire. M'étendant ensuite davantage sur le rôle de la volonté dans la production des hallucinations, je pense pouvoir apporter quelques conclusions, ou tout au moins quelques observations utiles à l'étude de l'état qui a été très étudié et qui est encore insuffisamment connu : l'état hallucinatoire.

CHAPITRE PREMIER

FORMATION DE L'IDÉE

Il est une opinion qui, je crois, est généralement admise aujourd'hui, à savoir que la sensation est le fait psychologique primitif, indispensable, aussi bien à l'exercice normal de la représentation mentale qu'à l'éclosion pathologique de l'hallucination.

Personne ne peut nier d'une part que l'origine même de la formation des idées et par conséquent de la représentation mentale ne se trouve dans la sensation. S'il est reconnu d'autre part que des sourds et des aveugles peuvent avoir des hallucinations de l'ouïe et de la vue, il est avéré aussi qu'on ne peut avoir des hallucinations d'un sens dont on a toujours été privé.

Les liens intimes et indiscutables unissent donc des idées sensibles acquises à la représentation mentale et à l'hallucination ; aussi, tout d'abord, avant de rechercher les rapports plus ou moins nombreux, plus ou moins serrés, qui existent entre ces deux phénomènes, devons-nous étudier ceux qui réunissent chacun d'eux aux faits primitifs générateurs communs de l'un et de l'autre.

Pour cela, force nous est de remonter jusqu'à l'origine même de la formation des idées, cette étude étant la seule qui nous permette d'asseoir sur une base sérieuse nos recherches postérieures.

« Ce qu'on ne saurait nier, disait Delasiauve (1) c'est que où et quel qu'il soit, nous avons en nous, un vaste magasin ouvert aux idées, qu'elles s'y accumulent avec un certain ordre, de manière à s'éveiller ou à se correspondre par des affinités ou des oppositions et que là, soit qu'il aille les chercher, soit que spontanément elles s'offrent à lui sous une instigation étrangère, le moi les retrouve plus ou moins nettes, abondantes ou rebelles, pour le besoin des opérations mentales. »

Ce vaste magasin ouvert aux sensations et aux idées qui en dérivent nous est aujourd'hui connu en grande partie. Il est formé tout d'abord des centres de la fonction du langage : centre de la mémoire motrice de l'articulation, de la mémoire motrice graphique, de la mémoire visuelle des mots et de la mémoire auditive des mots. Il se compose ensuite des autres localisations moins précises du cerveau sensitif, (sensibilité tactile, sensibilité générale, centre visuel commun, centre auditif commun, centre olfactif etc.). Enfin, il renferme le cerveau intellectuel, malheureusement le moins bien connu de tous. C'est là que les idées acquièrent ce nouveau pouvoir de s'éveiller et de se correspondre par affinité et par opposition, c'est là que les sensations viennent s'associer entre elles pour former l'idée.

Ceci posé : 1° Reconnaissance de la sensation comme fait primordial ;

2° Existence de divers centres sensitifs indépendants.

3° Faculté d'association des diverses sensations et des idées qui en découlent ; voyons comment se développe l'idée.

L'exemple classique est celui cité par Charcot, celui de la clo-

(1) DELASIAUVE, *Ann. psychol.* 1855.

che et de l'enfant : nous le reproduisons, tout en faisant remarquer qu'avec un objet quelconque, la démonstration serait
la même.

Supposons donc une cloche qui résonne pour la première
fois à l'oreille d'un enfant. Les vibrations sont transmises
par l'intermédiaire du nerf sensoriel jusqu'au centre auditif
commun. Les cellules de ce centre sont dès lors fonction-
nellement différenciées et elles le seront d'autant plus, l'em-
preinte qu'elles auront reçu sera d'autant plus profonde,
d'autant plus durable, que la sensation aura été plus forte
ou plus souvent renouvelée.

Dès lors, l'enfant a eu la perception et a le souvenir d'un
son et rien de plus. Mais qu'il se passe ensuite pour la
vue, puis pour le toucher, ce que nous avons vu se passer
pour l'ouïe, et l'enfant associant les unes aux autres, les
images auditives, visuelles et tactiles, les centralisera pour
en faire une idée unique, l'idée de cloche. L'association
sera dès lors assez intense, pour que l'une seule de ces
images apparaissant, elle fasse surgir les autres.

Certes, il est difficile par l'observation directe, de se rendre compte de la façon précise dont l'enfant emmagasine
ces diverses sensations, plusieurs sens étant le plus souvent
impressionnés en même temps. Cependant, en observant de
près l'enfant en bas âge, l'on verra qu'il cherche toujours
à isoler ces diverses impressions, à soumettre un objet successivement à l'épreuve de ces divers sens. Il fait involontairement ce que fait de parti pris, un médecin qui exa-
mine son malade, il regarde, il palpe, il percute, et souvent, lorsqu'il a soumis un objet à cet examen, celui-ci n'offrant plus aucun intérêt, il le rejette.

Plus avancé en âge, il veut transmettre au dehors les
idées qu'il a emmagasinées pendant de longs mois ; dès lors,
une nouvelle fonction se développe, la fonction du langage : « Les idées, dit M. Séglas, ont désormais une étiquette, et cette étiquette, c'est le mot. »

On a prononcé plusieurs fois devant lui le mot cloche,
en lui montrant l'objet, les cellules de sa mémoire audi-

tive des mots se sont différenciées et à présent, cette image auditive du mot associée à l'image concrète de l'objet, déjà
acquise, ne fera plus qu'un avec elle.

Il connait, il comprend le mot cloche, il va chercher à
le prononcer. Après quelques tâtonnements, il finira par
graver dans le centre de sa mémoire d'articulation des mots,
les mouvements appropriés à la prononciation de cloche et
cette image viendra, elle aussi, s'associer aux images déjà
acquises.

Si on lui apprend à écrire, après un long apprentissage,
les cellules de son centre de mémoire graphique seront différenciées à leur tour, par suite de la répartition des mouvements coordonnés de la main. Il écrira d'abord en copiant
et puis enfin sous la dictée.

En résumé, nous voyons l'idée puiser son origine dans
la sensation et se former d'un complexus d'images mentales, le mot auxiliaire et étiquette de l'idée se former, lui
aussi, par le même procédé ; enfin les diverses images qui
composent l'idée comme celles qui composent le mot, s'associer ensemble de la façon la plus intime.

CHAPITRE II

REPRÉSENTATION MENTALE

Lorsque nous cherchons à nous observer, lorsque nous prêtons plus d'attention aux mille idées qui viennent assaillir notre esprit, développant les unes, écartant les autres, lorsque, en un mot, nous nous livrons à la réflexion, les idées se présentent à nous sous deux formes : soit sous celle du mot entendu, lu ou prononcé, soit sous celle de l'image concrète de l'objet.

Nous avons vu que l'idée et le mot étaient en effet deux choses distinctes. Que celle-ci existait déjà bien avant que la fonction du langage ne se développe. L'enfant veut un objet déterminé, et souvent manifeste bruyamment son désir, bien avant de savoir le désigner par son nom. Il n'en est pas moins vrai cependant, que si le mot n'est pas l'accompagnement obligé de l'idée, c'est tout au moins, pour elle, un auxiliaire précieux, une étiquette utile, un collaborateur indispensable pour l'exercice régulier d'une intelligence normale. Le mot, en effet, lorsqu'il est présent à l'esprit, sert à fixer l'image de l'objet concret qu'il représente et, inversement, lorsque nous voulons nous souvenir du nom d'un objet, nous nous efforçons de rendre plus vive l'image concrète de cet objet.

Mais, mots et idées ne sont qu'une réunion, qu'un complexus d'images ; nous ne saurions donc penser autrement que par des images, nous souvenir d'autre chose que de la forme, du son des mots, des mouvements nécessaires pour le prononcer ou pour l'écrire, enfin de l'image concrète que ce mot représente. Nous n'entrons en relation avec nous-mêmes comme avec nos semblables, que par des actes de vision, d'audition et d'articulation.

Ces images sont sans doute plus ou moins nettes, se rapprochent plus ou moins de celles produites directement sur nos sens par un objet extérieur, mais elles sont de même nature.

La mémoire, ainsi que nous venons de le voir, n'existe pas en tant que faculté unique, il n'existe qu'une réunion de diverses mémoires auditives, visuelles, etc. D'autre part, les images qui se rapportent à un même objet, quoique étant enregistrées dans des centres différents, sont unies entre elles par des liens intimes. Il nous est donc aisé de nous adresser soit à l'une, soit à l'autre de ces diverses mémoires, pour classer ou pour faire revivre la sensation.

Le plus ordinairement, les connaissances qui tombent sous l'empire d'un sens, s'emmagasinent de préférence dans le centre de mémoire qui lui correspond, les choses lues dans la mémoire visuelle, les choses entendues dans la mémoire auditive, etc. mais ce n'est pas là une règle absolue et les circonstances diverses, les dispositions particulières de l'individu viennent souvent modifier cette façon de faire. Les choses lues seront par exemple, lues à haute voix pour être gravées dans la mémoire auditive, ou simplement en remuant les lèvres pour être gravées dans la mémoire motrice d'articulation.

Nous voici donc en possession de deux sortes d'images : 1º des images concrètes perçues par les divers centres en relation avec les organes des sens ; 2º les images verbales classées dans les quatre centres dévolus à la fonction du langage.

Ce sont ces deux sortes d'images qui vont se représenter à nous dans la suite.

A. **Images verbales.** — Les images auditives verbales semblent surtout jouer chez nous un rôle considérable, car c'est principalement avec le souvenir des mots entendus que nous pensons.

Pour peu qu'on veuille bien s'examiner pendant le travail de la réflexion, surtout si l'on s'isole de toute perception trop forte, susceptible de distraire l'attention, on entendra facilement cette voix intérieure qui semble traduire tout bas notre pensée.

Dans la lecture, la vue des mots réveille l'image auditive, nous entendons le son des paroles que nous lisons.

Non seulement nous entendons la voix intérieure, mais encore nous lui reconnaissons un timbre, un rythme, une tonalité.

Relisons-nous des phrases écrites par nous, c'est notre voix que nous entendons, notre parole intérieure ressemble en tous points à notre parole. Si nous lisons, au contraire, une lettre écrite par quelqu'un dont le timbre de voix nous est familier, si nous répétons mentalement des mots qu'une personne vient de prononcer, notre voix intérieure emprunte le timbre même de la voix de cette personne.

Quand nous écrivons, c'est encore la voix intérieure qui nous dicte. C'est encore elle qui nous dicte nos paroles lorsque nous parlons à haute voix, c'est elle qui se fait entendre, surtout lorsque nous parlons avec lenteur, entre chaque point elle prononce le premier mot de la phrase qui va suivre.

Si la prépondérance des images verbales auditive est marquée chez chacun de nous, il n'en est pas moins vrai que les images visuelles verbales ont aussi un rôle important.

Dans beaucoup de circonstances, nous n'entendons pas notre pensée, nous la lisons. C'est ce qui se produit dans le calcul de tête. Enfin, ainsi que nous le verrons plus tard chez certaines personnes, cette vision mentale est telle, qu'elles ne peuvent se souvenir que grâce à l'image visuelle des mots. Chez chacun de nous aussi, se retrouvent les images verbales motrices, nous n'entendons pas notre pensée, nous la parlons parfois. Beaucoup de personnes peuvent observer ce phénomène et avoir la sensation, les lèvres closes et la langue immobile, de réciter des vers. Rien ne bouge dans les organes de la phonation et pourtant on se sent parler, articuler mentalement des mots.

Les images motrices graphiques sont peut-être moins évidentes, moins nettes ; cependant, il est un fait incontestable, c'est que chez certaines personnes, les mouvements de la main pour copier le mot, réveillent dans le cerveau l'idée du mot écrit. Tel était ce malade de Charcot, qui ne pouvait arriver à comprendre le mot placé sous ses yeux qu'en exécutant avec sa main droite les mouvements nécessaires pour le copier.

Si nous passons à présent à l'étude des images concrètes de l'objet, nous allons les trouver plus nettes, beaucoup plus accusées, et, par conséquent, d'une observation plus facile.

B. **Exercice normal de la mémoire et de l'imagination.** — Cependant, avant d'étudier ces images elles-mêmes, il est intéressant de voir dans quelles conditions elles se produisent.

Tout d'abord, leur premier caractère, c'est qu'elles sont involontaires, au sens philosophique du mot, involontaires comme tout acte de mémoire et d'imagination, involontaires comme les idées qu'elles représentent, involontaires comme les hallucination et comme la perception elle-même.

En effet, nous subissons nos perceptions et nous ne les produisons pas. Tout ce que nous pouvons faire, c'est de préparer nos organes à les recevoir, mais que la sensation se produise ou qu'elle ne se produise pas, notre volonté n'y est pour rien. Nous ne voyons pas et nous n'entendons pas à volonté. Ce que nous voulons, en réalité, ce n'est pas voir et entendre, mais regarder et écouter, nous mettre dans des conditions favorables pour percevoir.

De même pour nos idées, nous n'en évoquons aucune ;
tout ce que nous pouvons faire, c'est non pas de les produire immédiatement par une action de la volonté, mais
bien une façon indirecte, en nous entourant de circonstances favorables à leur production.

Du reste, c'est une chose d'expérience vulgaire, et tout le
monde sait que nous ne sommes pas maîtres de diriger à
notre gré le cours de nos réflexions, que nous ne pouvons
pas faire renaître à volonté des choses inscrites dans notre
mémoire. Telle est la première action médiate de la volonté
sur l'idéation, la seconde est la suivante :

Normalement, une perception entraîne un souvenir ou une
conception, celle-ci une autre, et ainsi de suite. Or, au
milieu de la foule des images qui traverse ainsi le champ
de notre pensée et qui, toutes, sont plus ou moins flou, plus
ou moins confuses, nous avons le pouvoir d'arrêter au passage une d'entre elles, de la fixer pour ainsi dire.

Une fois notre esprit arrêté sur cette image, nous la développons lentement et progressivement tout comme un cliché
de photographie, et peu à peu, elle devient de plus en plus
nette et finit même parfois par acquérir une précision remarquable. Observons cependant qu'encore dans ce cas là, nous
n'avons rien créé, nous n'avons fait que développer une
image qui existait déjà.

La facilité de développer l'image offre elle-même, suivant
les circonstances, des degrés très variables, et parfois c'est
avec infiniment de peine que nous arrivons à la voir avec
précision. Elle paraît d'abord confuse, semble vouloir se
développer, nous échappe à nouveau, reparaît plus nette
pour disparaître ensuite.

Notre esprit ressemble alors à un tableau sur lequel se
trouve tracé sur un fond de même couleur mais un peu plus
foncé, l'objet que nous voulons voir. Il est peu net, car le
sujet et le fond sont presque de la même teinte. Nous
avons deux procédés pour le voir plus nettement ; foncer
le fond (écarter les autres idées), ou éclaircir l'objet (fixer
plus fortement l'attention). Cette opération est parfois facile,

mais dans d'autres cas, il semble qu'il y ait une véritable lutte, le fond s'éclaircissant en même temps que l'objet ou *vice versa*.

Non seulement nous pouvons avoir de la difficulté pour développer l'image de l'objet, mais nous pouvons même nous trouver dans l'impossibilité complète de l'arrêter primitivement au passage, ces couleurs n'étant pas suffisamment tranchées.

Bien plus, l'image une fois formée, nous sommes parfois incapable de la chasser; elle a acquit une telle force, que les idées étrangères que nous appelons à notre secours ne suffisent plus pour l'effacer.

Il est encore un autre mode de fonctionnement de la mémoire, mode dans lequel nous restons absolument passif, les images se présentent alors d'elles-mêmes à notre esprit, elles surgissent, elles s'imposent à notre moi qui les contemple.

C'est surtout dans ces circonstances qu'elles ont d'emblée un développement presque parfait, c'est surtout alors qu'elles offrent une grande résistance aux efforts que nous faisons pour les chasser.

Enfin, la mémoire a une dernière manière de s'exercer et, dans ces cas-là, nous voyons l'idée se soustraire non seulement à la volonté, mais même à la conscience.

La cérébration inconsciente est aujourd'hui un phénomène bien connu.

Nous cherchons parfois longtemps à nous rappeler une chose sans pouvoir y parvenir, nous poursuivons un problème pendant des heures sans pouvoir le résoudre, puis, de guerre lasse, nous abandonnons tout travail. Voilà que tout à coup, au moment où nous y pensons le moins, l'idée, le mot, la solution du problème surgissent devant notre esprit et cela avec une soudaineté et une netteté qui nous étonnent. L'esprit a travaillé sans que nous ayons eu conscience de ses efforts et le résultat de ce travail est une image qui nous apparaît avec tous les caractères d'une image spontanée.

Comme le fait remarquer Ball, c'est un joli exemple de cérébration inconsciente que celui de Lamartine : « Je ne pense jamais, ce sont mes idées qui pensent pour moi. »

Si j'ai insisté sur la façon dont se produisent les images en général, et en particulier sur l'influence que peut avoir la volonté sur leur production, c'est que j'estime que c'est là un point qui a été trop négligé jusqu'à ce jour.

N'était-il pas plus simple, au lieu de poser des lois *à priori*, pour caractériser les hallucinations, pour les différencier de la représentation mentale, n'était-il pas plus simple, dis-je, d'étudier tout d'abord le fonctionnement normal des facultés où l'une et l'autre prennent leur source (mémoire et imagination) et de voir ensuite les modifications que leur fait subir l'état pathologique.

Pour nous, nous croyons que nous n'aurons qu'à nous louer de notre méthode, car déjà, dès les débuts de ce travail, nous avons pu poser les principes suivants et les démontrer :

1º La volonté n'a aucune influence immédiate, ni sur la perception, ni sur la mémoire, ni sur l'imagination.

2º Nous pouvons simplement nous mettre dans des conditions favorables à la production ou à la reviviscence des images ;

3º Nous pouvons encore arrêter notre esprit sur telle ou telle image fournie par l'association des idées ;

4º Ce pouvoir n'est pas absolu et dans certaines circonstances, il nous est impossible de fixer l'idée ;

5º L'image étant fixée, nous pouvons la développer, mais ce pouvoir n'est pas encore absolu, et il existe normalement de grandes variations suivant les moments et suivant les individus ;

7º L'image peut se présenter spontanément et alors offre en général plus de netteté d'emblée, plus de résistance pour la faire disparaître ;

8º La cérébration inconsciente est susceptible de nous fournir des images offrant beaucoup de ressemblance avec les images spontanées.

La mémoire et l'imagination ne sont pas soumises à l'empire direct de la volonté !

Dès lors, que devient le fameux critérium différentiel que nous retrouvons presque partout. La représentation mentale est soumise à la volonté, l'hallucination ne l'est pas.

Que devient la première règle de Baillarger. — L'exercice involontaire de la mémoire et de l'imagination est nécessaire à la production des hallucinations. Est-il nécessaire de démontrer que l'exercice de ces facultés étant par nature involontaire, ne saurait le devenir à la suite d'un phénomène morbide.

Nous continuerons à nous appuyer sur ces données déjà acquises et nous pourrons plus tard, grâce à elles, éclairer d'un jour nouveau bien des points, en particulier les hallucinations, dites volontaires

C. **Images concrètes.** — Quoiqu'il en soit, que l'image se soit produite spontanément ou non, dès qu'elle existe fixe et nette dans notre esprit, nous la voyons, nous la sentons, nous l'entendons mentalement.

Lorsque nous nous représentons un tableau, ce sont les signes, la couleur, l'image du tableau que nous voyons ; lorque nous cherchons à nous souvenir d'un air, ce sont les sons, le timbre, la mélodie que nous entendons ; lorsque nous cherchons à nous souvenir d'une sensation tactile ou olfactive, il en est de même, quoique au premier abord cela paraisse moins évident.

Et comment pourrait-il en être autrement, comment pourrait-on se représenter une image auditive ou visuelle par exemple, sans la voir ou sans l'entendre ? Certes, dans la représentation mentale normale, tout au moins, l'image est plus faible, plus fugace, ses contours sont moins arrêtés que ceux qui sont fournis par la perception d'un objet, mais cela est-il une raison suffisante pour nier que nous avons affaire à de véritables actes de visions et d'audition ?

D'autre part, nous ne saurions admettre avec Baillarger, qu'il y ait deux façons de voir et deux façons de sentir.

Il n'y a qu'un organe qui perçoit, emmagasine et revivifie la sensation, et il procède toujours à ses actes de la même manière.

« Qu'on ait la sensation du rouge, qu'on ait le souvenir du rouge, qu'on voit le rouge dans une hallucination, dit Binet ('), c'est toujours la même cellule qui vibre ». Pour avoir une sensation donnée, un souvenir donné, une hallucination donnée, pourrions-nous ajouter, elle vibrera toujours de la même manière, d'une façon plus ou moins violente peut-être, et c'est tout.

Nous voyons donc que s'il y a deux manières de sentir, ce ne peut être que d'une manière faible et d'une manière forte. Les images faibles sont celles qui se produisent dans la représentation mentale normale, quant aux images fortes, nous aurons occasion d'en parler ailleurs.

Un autre caractère de ces images, c'est d'être *subjectives* ; et c'est là un des plus graves arguments employés par ceux qui veulent élever une barrière infranchissable entre la représentation mentale et l'hallucination.

Cependant, encore une fois, sans vouloir rien présumer des rapports qui unissent ces deux phénomènes, je ne crois pas que ce caractère de subjectivité soit suffisant et doive, en quoi que ce soit, entraver nos recherches.

Et tout d'abord, il y a lieu de faire ici une distinction. On peut appliquer cette épithète aux images, pour deux raisons : soit à cause de leur origine, soit à cause même des caractères qu'elles présentent une fois formées, de ce manque d'extériorité qu'offrent au contraire la perception vraie et même l'hallucination.

Certes, l'origine des images fournies par représentation mentale est subjective, elles se produisent sans l'aide immédiate d'une excitation extérieure, mais, dans ce sens, l'hallucination n'est pas moins subjective que la représentation mentale.

Quant au manque d'extériorité, il est loin d'être aussi pathognomonique que l'on a bien voulu le dire.

(1) BINET. *Revue philosophique*. Avril, mai 1884.

Comme le fait remarquer M. Peisse (¹), l'objet imaginé est toujours, comme l'objet perçu sensoriellement, placé quelque part, hors de moi et à distance de moi.

L'objet n'est pas dans moi, il est devant moi ; il a toujours une situation idéale dans l'espace. Les sons qu'on se fait entendre en répétant mentalement un chant, paraissent aussi venir du dehors et de plus ou moins loin, suivant leur degré de force. Ainsi, la représentation mentale des idées sensibles enveloppe toujours une notion d'extériorité, de distance, et même de situation locale par rapport au sujet.

Ainsi que le fait remarquer le même auteur, il se produit, pendant la représentation mentale, une modification très appréciable au niveau des organes des sens.

« Dans l'effort que nous faisons instinctivement pour nous rappeler des images ou des sons, nous sentons l'influx de la volonté agir localement dans les régions de l'encéphale correspondant aux organes sensoriels... quiconque voudra se rendre attentif à ce qu'il fait et éprouve, dans un effort de reminiscence, sentira distinctement ce travail local. »

Maintenant, pourquoi la vivacité des images représentées reste-t-elle si au-dessous de l'hallucination ?

Nous verrons plus tard ces caractères de précision. de vivacité, d'extériorité se développer. Pour le moment, nous n'avons en vue que la représentation mentale normale et physiologique, et ce serait une lourde faute de notre part, de chercher à l'assimiler de suite à un phénomène pathologique : l'hallucination

Nous avons simplement tenu à voir la représentation mentale sous son état normal, pour pouvoir suivre ensuite progressivement les modifications que vont lui faire subir l'état pathologique, et pour voir si, oui ou non, cet état peut nous conduire sans à coups jusqu'à l'hallucination, ou si nous devons au contraire, nous arrêter devant un obstacle insurmontable.

Mais avant, nous croyons indispensable de dire quelques mots sur les hallucinations. Nous les décrirons d'abord dans

(1) M. Peisse. Ann. Méd. psych., 1847.

leur forme classique, c'est-à-dire avec les caractères si nets et si arrêtés des manuels qui montrent plus de soucis de se faire comprendre et retenir par la fermeté de leur affirmation, que de donner un rapport exact de la vérité ; quitte ensuite à être plus précis dans l'étude de l'état hallucinatoire.

CHAPITRE III

HALLUCINATIONS

Esquirol disait de l'halluciné : « C'est un homme qui a la conviction intime d'une sensation actuellement perçue, alors que nul objet extérieur propre à exécuter cette sensation, n'est à portée de ses sens. » Depuis lors, les définitions se sont multipliées. La meilleure, à notre avis, quoique n'étant pas encore irréprochable, est certainement la plus simple, c'est celle de Ball . « L'hallucination est une perception sans objet. »

Mais s'il s'est trouvé de nombreux auteurs de définitions, bien plus nombreux encore ont été les créateurs de théories physiologiques destinées à expliquer le phénomène, théories pour lesquelles nous pouvons répéter ce que nous disions pour les définitions, toutes touchent par quelque point à la vérité, aucune n'est irréprochable.

Nous n'en retiendrons que cinq principales, les seules qui soient destinées à survivre en totalité ou en partie.

La plus ancienne est encore celle d'Esquirol, c'est la théorie psychique.

L'hallucination, d'après cette théorie, est un phénomène purement cérébral, purement intellectuel, qui se produit en dehors de toute intervention des sens. Simple image fournie par la mémoire et par l'imagination, l'hallucination se projette au dehors par un renversement de l'acte normal, par lequel la sensation se transforme en idée. Si nous prêtons une réalité à ces images, c'est par suite de l'habitude que nous avons d'associer la sensation à l'objet extérieur qui la produit. S'appuyant sur ce que la perte des sens externes n'empêche pas, dans certains cas, l'hallucination de se produire, Esquirol en conclut que son siège ne saurait être dans les organes sensoriels, mais bien dans le centre de la sensibilité lui-même.

Telle est la théorie soutenue par Lelut, Peisse, Greisinger, etc.

A l'inverse de celle-ci, la théorie périphérique ou sensorielle place le siège de l'hallucination dans l'organe des sens lui-même. D'après Foville, Burdach, Müller, etc., des phénomènes pathologiques produisent dans les organes des sens des modifications semblables à celles que produisent, sur chacun de ces organes, leurs excitants habituels. Ceux-ci réagissent à leur tour sur l'encéphale comme s'ils étaient normalement impressionnés. Cette théorie s'appuie sur ces faits, que certaines lésions des organes semblent souvent être causes d'hallucinations.

Baillarger vient à son tour, en fondant les deux théories précédentes en une seule, créer la théorie psycho-sensorielle.

Les hallucinations, pour lui, seraient toujours psychiques, car les sens à eux seuls seraient impuissants sans le secours de la mémoire et de l'imagination, à produire ce phénomène, toujours sensoriel, car c'est toujours dans les sens que l'hallucination a son point de départ. Il s'appuie, pour combattre la théorie purement psychique, sur ce que la représentation mentale ne saurait donner, dit-il, le reproduction complète de la sensation et, sur ce que la participation des sens est de toute évidence dans certains cas.

Trois conditions pour lui sont indispensables pour la production des hallucinations : 1° l'exercice involontaire de la mémoire et de l'imagination ;

2° La suspension des impressions externes ;

3° L'excitation interne des appareils sensoriels.

Cependant, ne trouvant pas dans la théorie, la possibilité d'expliquer tous les cas, il définit une deuxième sorte d'hallucination : l'hallucination psychique, dans laquelle les organes des sens ne jouent plus aucun rôle. Cette théorie est encore celle qui est la plus répandue.

La théorie ganglionnaire repose sur une hypothèse du Dr Luys, hypothèse des plus séduisantes, il est vrai, mais qui est bien loin d'être démontrée. M. le Dr Ritti, dans sa thèse sur *la théorie physiologique de l'hallucination*, a contribué, pour une bonne part, à lui attacher de nombreux adhérents.

D'après le Dr Luys, les couches optiques seraient le centre du sensorium commun. Les sensations brutes iraient de là s'irradier dans les cellules corticales, sous forme de sensations conscientes. L'hallucination ne serait que l'entrée en activité des couches optiques.

Tel était l'état de la question jusqu'au jour où la découverte des localisations de l'écorce cérébrale devait donner naissance à une théorie nouvelle, celle des centres corticaux. Brillamment défendue par Tamburini ([1]), Féré ([2]), Binet et Séglas, elle était presque d'emblée adoptée par la majorité des aliénistes, comme répondant mieux que les autres, aux données de l'anatomie et de la pathologie cérébrales.

Cette théorie étant la seule qui nous permette une étude méthodique de l'hallucination, c'est elle que nous adopterons pour le moment, quitte à revenir ensuite sur les autres.

(1) TAMBURINI, *Rev. scient.*, 1885 — SÉGLAS, *Prog. méd.*, 1888.
(2) FÉRÉ et BINET — —

On a divisé les hallucinations en physiologiques et pathologiques, en conscientes et inconscientes. Pour ce qui est de la
distinction en physiologiques et pathologiques, je ne crois pas
qu'elle doive subsister.

Brierre de Boismont ([1]), qui en est l'auteur, entraîné malgré lui par ce but d'accommoder ses connaissances scientifi-
ques avec ses croyances religieuses, a plutôt eu en vue l'état
de santé mental de la personne qui est sujette à l'hallucination, que l'hallucination en elle-même.

Sans doute l'hallucination peut exister chez des personnes
jouissant de l'intégrité presque complète de leurs facultés
intellectuelles, l'histoire sacrée et profane est là pour nous
en fournir de nombreux exemples. Sans doute le mot hallucination n'est pas synonyme de folie, et négliger dans
l'étude de ce phénomène, l'énorme quantité de cas qui se
produisent en dehors de l'aliénation mentale, serait une
faute. Mais est-ce à dire pour cela que ce soit un phénomène physiologique ?

A présent, si nous considérons l'hallucination en elle-
même, nous lui trouvons des rapports éloignés peut-être,
mais indiscutables avec les manifestations ordinaires de l'intelligence ; mais, est-ce là une raison pour assimiler les faits
entre eux et les confondre ? Non. Alors même que l'on
pourrait suivre toute la série des faits qui réunissent le
phénomène physiologique au symptôme pathologique, alors
même que, au mépris de la confusion inévitable, on donnerait au mot hallucination une extension telle, qu'il soit
difficile d'en apprécier le caractère, ce mot ne pourrait
jamais s'appliquer qu'à un phénomène physiologique modifié,
et modifié pathologiquement.

Pour ce qui est de la division en hallucinations conscientes
et inconscientes, elle répond davantage à la réalité des faits,
quoique n'étant pas pour nous d'un grand intérêt.

Nous ne croyons même pas nécessaire aujourd'hui, de réfuter
cette opinion que *l'halluciné croit toujours à la réalité de ce*

---

(1) BRIERRE DE BOISMONT. *Hallucinations.*

qu'il voit ou de ce qu'il entend ! Tous ceux qui ont eu l'occasion de soigner des hallucinés instruits pouvant rendre un compte fidèle de leur état, savent que ceux-ci peuvent très souvent n'être pas dupes de leurs hallucinations. Bien plus, de véritables aliénés, très souvent, ne sont pas les jouets de leurs fausses perceptions ; phénomène curieux, ils délirent sur des réalités et dépistent la fausseté de leurs visions, celles-ci ne cadrant pas avec leur délire.

Les hallucinations peuvent affecter tous les sens. Les plus communes sont de beaucoup celles de l'ouïe. Rien d'étonnant à cela, puisque, ainsi que nous l'avons vu, c'est l'ouïe qui nous fournit le plus de notions sur le monde extérieur et c'est surtout par l'ouïe que nous entrons en relation avec nos semblables.

En exposant le mode de formation des idées, nous avons vu comment se produisait la perception du son brut (idée de bruit), la perception auditive différenciée (idée d'un son déterminé), puis enfin, la perception auditive verbale (le mot).

A présent, si nous supposons, au lieu des vibrations de l'air qui viennent, par l'intermédiaire du nerf acoustique, impressionner les cellules des centres, un trouble pathologique ébranlant les mêmes cellules, le malade aura alors l'impression d'un son, sans intervention d'un agent extérieur.

Si c'est le centre des auditions brutes, il aura une hallucination auditive élémentaire, les perceptions d'un son. Il entendra des bruits vagues, des bourdonnements, des sifflements, etc.

Si ce sont des cellules déjà différenciées, il aura une hallucination auditive commune, les perceptions d'un son déterminé. Le malade peut déjà distinguer des bruits de pas, le son d'une cloche, les crépitations de la fusillade et le grondement du canon.

Nous avons vu se développer la fonction du langage et en particulier le langage intérieur. Supposons que par suite de l'excitation des centres de la mémoire auditive des mots, les images verbales auditives acquièrent plus d'intensité. De confuses qu'elles étaient, elles deviennent bientôt assez nettes pour être perçues comme si elles venaient de l'extérieur. Le malade aura alors une hallucination verbale auditive.

Certains malades n'entendent que de simples mots. La voix qui leur parle semble venir de directions les plus variées, d'une distance plus ou moins considérable. Tantôt cette voix est inconnue, tantôt au contraire, c'est celle d'une ou plusieurs personnes avec qui le malade a été en relation. Parfois, ces hallucinations ont un caractère agréable, le plus souvent ce sont des injures ou des menaces que perçoit l'halluciné de l'ouïe.

L'hallucination emprunte plusieurs langues chez les personnes qui connaissent plusieurs idiomes, celui qui est le moins bien connu, est aussi perçu de la façon la plus imparfaite. Quoique ordinairement, l'hallucination se fasse entendre des deux côtés, souvent elle est plus nette d'un côté que de l'autre. et peut-être, parfois même, unilatérale.

Dans certains cas, ainsi que l'a signalé M. Magnan (1), l'oreille droite par exemple, perçoit des choses agréables et la gauche des injures.

Enfin, dans certaines formes chroniques, chez les vieux hallucinés de l'ouïe, il se produit souvent ce phénomène appelé: écho de la pensée, l'halluciné alors, ne peut plus penser sans entendre sa pensée s'extérioriser aussitôt. L'entendant, avant même qu'il ait eu le temps de se rendre compte qu'il a formulé, il se plaint qu'on la lui vole.

Les médecins a qui il a été donné de suivre, pendant un temps assez long, leurs malades, peuvent constater que non seulement on trouve ces divers degrés de l'hallucination chez les divers aliénés, mais que très souvent aussi, l'on peut le constater chez le même individu. Il semble alors que l'hallucination se développe et se perfectionne progressivement comme s'est développée la fonction du langage.

C'est ce que Séglas (2) avait déjà constaté chez les persécutés : « Il est intéressant, dit-il, de remarquer que dans certains cas, l'on retrouve dans le développement des hallucinations, une marche parallèle à celle de la formation des idées et des mots.

L'enfant entend d'abord le son de cloche, le différencie à

---

(1) MAGNAN. Hall. bilatérales de caractères différents. *Arch. neur.*, 1883.
(2) SÉGLAS, *Leçon clin. sur les mal. ment.*, 1887-91.

l'aide d'autre images sensorielles, lui donnant l'idée de cet objet, dont on prononce ensuite à son oreille le nom qu'il ne peut exprimer que plus tard.

Le persécuté chronique, de son côté, entend d'abord des sons indistincts (hall. élementaires), puis différenciés (hall. auditives communes), puis des voix extérieures (hall. verbales auditives), et n'arrive que plus tard aux voix intérieures (hall. verbales motrices) ».

Nous pensons pouvoir démontrer, dans la suite, que souvent cette progression est bien réelle, et que l'on peut même l'approfondir davantage. En étudiant l'état hallucinatoire, nous verrons que chaque genre d'hallucinations (élémentaires, communes, verbales), se développe lui-même progressivement en quantité et en qualité, à mesure que l'état hallucinatoire se développe. Nous verrons enfin que le début de ces phénomènes se fait souvent pressentir bien avant l'éclosion de la première hallucination élémentaire proprement dite, dans une série de symptômes pathologiques que nous pourrions nommer pré hallucinatoires et qui, eux aussi, se développent souvent d'une façon progressive.

Les hallucinations de la vue sont moins fréquentes en général chez les aliénés, que celles de l'ouïe. Par contre, elles se montrent de préférence à toutes autres chez les personnes dites saines d'esprit, ou qui n'offrent tout au moins qu'un trouble très léger des facultés intellectuelles.

Je crois qu'il serait superflu de répéter, pour la vue, ce que j'ai dit pour l'ouïe. Qu'il nous suffise de rappeler qu'il existe des hallucinations élémentaires (visions de lumière, d'ombre, d'éclairs, etc.), des hallucinations visuelles différenciées (fantômes, animaux, figures diverses), enfin des hallucinations visuelles verbales. Ces dernières, quoique moins fréquentes que les autres, ne sont pourtant pas très rares, nous en citons plus loin un exemple qui nous est personnel. Un des malades de Séglas était arrivé à développer ses hallucinations visuelles verbales à un tel point, qu'il écrivait, disait-il, par les yeux, il photographiait sa pensée.

Dans les hallucinations de la vue, des malades perçoivent tantôt plusieurs objets, plusieurs personnes, tantôt une seule, et voir même une partie d'une personne, le buste par exemple.

La distance, la direction, la taille même de l'apparition, sont très variables. Les hallucinations de la vue peuvent ne se montrer que d'un seul côté, et même dans certains cas, ainsi que l'a signalé le Dr Pich, de Pragues, elles peuvent être hémiopiques, c'est-à-dire que le sujet ne voit que la moitié des images.

Ces hallucinations suivent parfois le mouvement des yeux. Dans certains cas, elles peuvent être dédoublées en dérangeant, par la pression du doigt, le parallélisme de l'axe oculaire.

Enfin, certains aveugles sont sujets aux hallucinations de la vue, tout comme certains sourds subissent celles de l'ouïe.

Sur les quatre centres du langage, nous venons d'en voir deux, les centres sensitifs, donner lieu à des hallucinations; il est intéressant, à présent, de voir le résultat d'une même transformation pathologique, agissant sur les centres moteurs.

La théorie corticale nous permet, en effet, en faisant intervenir les centres moteurs, d'expliquer des phénomènes qui avaient été jusque là, acceptés par les uns pour des hallucinations de l'ouïe et auxquels les autres, avaient refusé le nom d'hallucination. Ce sont ces phénomènes qui constituaient tout au moins, en grande partie, les hallucinations de Baillarger.

Suivant que l'un ou l'autre des deux centres moteurs sera intéressé, nous aurons des hallucinations motrices verbales ou des hallucinations graphiques.

Occupons-nous tout d'abord des premières. Les vrais hallucinés moteurs verbaux n'entendent pas leur pensée, ils la sentent. Ils sentent une voix qui parle dans leur cerveau. à l'épigastre ou ailleurs; ils sentent même leur langue remuer et l'image motrice finit par acquérir une telle intensité, qu'ils prononcent des mots malgré eux.

Certains arrivent à se débarrasser de leur hallucination en parlant; chez d'autres celle-ci vient au contraire enrayer leur parole et peut même occasionner un mutisme absolu.

Il n'est pas rare, du reste, de voir ce genre d'hallucination se développer progressivement pour acquérir sa forme motrice parfaite; les malades commencent d'abord par n'avoir que la sensation d'une voix intérieure, pour arriver ensuite à sentir des mouvemens dans l'organe de la phonation, et en dernier lieu pour parler à haute voix leur hallucination.

Certes, voici, par cette théorie, des faits jusque-là difficiles à interpréter, qui reçoivent du coup une explication logique. Mais cette explication peut-elle s'appliquer à tous les cas. Les hallucinations psychiques de Baillarger sont, pour la plupart, des hallucinations psycho-motrices, c'est incontestable, *mais, le sont-elles toutes?* Il peut paraître téméraire de le nier, aujourd'hui surtout où nous nous trouvons encore dans la période d'enthousiasme soulevée par la découverte des hallucinations verbales motrices, et cependant, je veux encore émettre un doute que j'aurai plus loin occasion de développer.

Les hallucinations graphiques sont beaucoup plus rares, et cela paraît rationnel *à priori*, puisque nous savons que les images graphiques s'acquièrent les dernières, qu'elles jouent dans le travail de la pensée un rôle bien inférieur aux autres images, et puisque enfin il est des personnes qui ne savent pas écrire.

Tout comme pour les hallucinations verbales motrices, le premier terme de ces hallucinations sera la perception du mot à l'aide des mouvements de la main, le dernier, l'impulsion graphique.

Les hallucinations du goût et de l'odorat semblent, au premier abord, extrêmement fréquentes chez les aliénés, mais une observation plus attentive permet de constater qu'on se trouve en présence, le plus souvent, d'illusions ou d'interprétations délirantes, occasionnées par un mauvais état des voix digestives, le plus souvent elles sont de nature pénible.

Les hallucinations du toucher, de la sensibilité générale, les hallucinations génitales sont des plus variées, et pour décrire leurs diverses façons de se manifester, il faudrait entrer dans des développements qui cadrent mal avec le but de notre travail.

Du reste, il est malaisé de faire rentrer dans une classification méthodique, toutes les hallucinations, il faudrait, pour cela, en admettre autant d'espèces qu'il y a de sortes de sensibilités, et le plus souvent il serait impossible de les ranger d'une façon précise.

L'hallucination se montre très souvent sous cette forme isolée que nous venons de décrire, mais parfois aussi nous trouvons des hallucinations de plusieurs sens réunis.

Tantôt ces hallucinations n'ont aucun rapport entre elles, tantôt, au contraire, elles offrent des rapports intimes.

Dans le second cas, les images tout en ayant trait à des objets différents, s'associent, ou bien, ayant trait au même objet, se combinent.

A. **Coopération des organes des sens à la production de certaines hallucinations.** — Telle est la théorie corticale qui semble devoir rallier autour d'elle le plus d'adhérents aux dépens des théories psychiques, sensorielles et psycho-sensorielles.

Est-ce à dire pour cela que l'on doive refuser toute participation de l'intelligence et des sens externes dans la production de ce phénomène ? Assurément non.

Du reste, à mon avis, la coopération de l'un et de l'autre ne porte aucune atteinte à la théorie corticale, et est même nécessaire à la parfaite compréhension de l'hallucination.

Mais, tout d'abord, je dois bien faire remarquer que j'ai dit seulement que les sens et l'intelligence participaient simplement au phénomène, c'est-à-dire qu'ils jouent parfois

un' rôle dans sa production et non qu'ils en sont la cause
du point de départ, le siège unique.

En ce sens, la participation de l'intelligence a à peine
besoin d'être démontrée. Faut-il rappeler l'influence de l'attention, de la réflexion, du jugement. Les modifications
qu'impriment les préoccupations antérieures des malades,
leur délire même dans la production des fausses perceptions ? Nous verrons plus tard la volonté même, avoir parfois une influence, indirecte il est vrai, mais semblable à
celle qu'elle a sur la production même des idées.

Plus discutée est peut-être l'influence des organes externes des sens.

Le Dr P. Moreau, de Tours, nous communique l'observation
d'une de ses malades, qui montre bien que le rôle de ces
organes n'est pas toujours aussi effacé qu'il paraît être.

Les cas semblables, croit-il, ne sont pas très rares, mais
peu de recherches ont été faites dans ce sens.

Madame C. est une vieille malade qui est entrée pour la
première fois à la Salpêtrière, le 13 avril 1882. Elle n'ac-
cuse que peu de chose comme antécédents personnels et,
quoique on ait lieu de croire son hérédité assez chargée,
elle ne reconnaît pour malade, dans sa famille, qu'une tante
paternelle, qu'elle dit seulement hémiplégique, et que nous
avons su depuis, être aliénée. Au moment de son entrée,
elle manifeste surtout des idées de persécution, on met de
l'arsenic dans son manger, on l'endort, la magnétise, etc.;
elle sort au bout d'un mois, non améliorée.

Au mois de décembre 1887, elle fait une seconde visite
à son médecin. Mêmes idées de persécution ; elle désigne
deux hommes et une femme comme cause de tous ses maux.
Hallucinations de l'ouïe et de la sensibilité générale. Elle
voit aussi, très souvent, des têtes, des figures anatomiques,
des machines, etc.

En octobre 1889, troisième visite à son médecin. Les
idées de persécution persistent ainsi que les hallucinations.
Les hallucinations de la vue, entre autres, sont devenues

4

très fréquentes, mais celles-ci n'offrant pas le caractère pénible des autres, la malade vit en assez bonne intelligence
avec elles.

Madame C. est très myope. A distance, les objets lui paraissent brouillés ; or, ses hallucinations de la vue participent
à son état défectueux de la vision. Fait remarquable : l'accommodation est susceptible de leur rendre un certain degré
de netteté, tout comme pour les perceptions normales. Enfin,
lorsqu'elle veut voir distinctement ses hallucinations, elle
met ses lunettes et les distingue très bien.

En février 1894, sa vue a encore baissé ; ses hallucinations sont toujours très troubles et ses lunettes ont toujours le pouvoir de leur rendre leur netteté.

Il est assez intéressant de rapprocher de cette observation, cette remarque que fait Maury (¹) : « J'ai la vue basse
et mauvaise, et ne saurais distinguer nettement par la fenê-
tre, une personne qui passe dans la rue. Eh bien, j'ai plusieurs fois, en rêve, cru apercevoir des gens par ma croi-
sée, et je ne les distinguais pas mieux que je n'eusse fait
en réalité. »

Le Dr Despine *(Ann. méd. psy. 1881)* nous montre, de son
côté, des hallucinations de la vue devenant doubles sous l'influence d'un strabisme artificiel.

Le Dr Pick de Ragues, dont nous avons déjà parlé, signale
des visions hémiopiques.

M. Féré (²) donne la preuve que si, dans certaines hallucinations, l'on place un prisme devant les yeux des malades,
ceux-ci voient immédiatement deux images, et toujours l'image
formée est placée conformément aux lois de la physique.

Autant d'expériences, autant d'observations que l'on aurait
pu, cette fois, avec plus d'autorité, faire valoir à ceux qui sup-
posent quelque analogie d'essence entre la représentation mentale et l'hallucination.

Mais Wundt, de son côté, en montrant que le vert apparais-

---

(1) A. MAURY. Le sommeil et les rêves.
(2) FÉRÉ. *Soc. de Biologie*, 17 décembre 1881.

sait comme couleur complémentaire du rouge, non seulement chez ceux qui avaient vu le rouge, mais aussi chez les personnes qui en avaient eu une représentation mentale vive, venait de trouver à son tour une nouvelle analogie, non seulement entre la représentation mentale et l'hallucination, mais encore entre l'un et l'autre de ces phénomènes et la sensation correspondante.

Et du reste, que peut-il y avoir d'étonnant à ce que le nerf soit modifié à sa terminaison dans les organes sensoriels, pendant l'hallucination et même pendant la représentation mentale? Pourquoi le cerveau étant modifié sur un de ses points, ne ferait-il pas participer le nerf qui y correspond, à cette modification? Comme si cerveau et nerfs ne faisaient pas partie d'un même système; comme si même au point de vue anatomique, ceux-ci n'étaient pas l'expansion de celui-là.

Poussant plus loin l'analyse, le point de départ, le siège unique de l'hallucination, peut-il être dans les sens externes?

Le siège unique non. Nous croyons l'avoir déjà suffisamment démontré pour ne pas avoir besoin d'y revenir.

Quant au point de départ, il semble que oui dans certains cas; mais alors l'excitation externe n'agit que comme cause provocatrice. Sans elle, l'hallucination ne se serait peut-être pas développée; mais ce n'est pas dans les sens externes que s'élabore l'hallucination, et si ceux-ci, ainsi que nous l'avons vu, viennent participer au phénomène, ce ne sera que secondairement et sous une autre forme que la forme primitive.

Je m'explique.

Un homme a des hallucinations de la vue par exemple, à la suite d'une lésion de la cornée. Que se produit-il? A un certain moment, sous l'influence de son état morbide, le nerf optique subira une modification telle, que, chez une personne saine n'ayant aucune susceptibilité particulière des centres sensitifs, elle serait perçue comme une sensation lumineuse et rien autre. Chez lui, au contraire, cette modification venant apporter un nouvel ébranlement à des cellules qui, rendues d'une susceptibilité extrême, ne demandent qu'à entrer en action, cette modification, dis-je, donnera lieu à une hallucination représentant par exemple, un régiment de cuirassiers. Dès lors, si l'on admet que les organes des sens prennent une part dans l'hallucination, ils seront impressionnés à nouveau, et cette impression, qui sera semblable à celle que donne normalement la vue d'un régiment de cuirassiers, viendra masquer la modification première.

Je sais bien que l'on peut m'objecter que ceci ressemble autant à une illusion qu'à une hallucination.

Loin de m'en défendre, je reconnais au contraire toute la vérité de cette objection et je dis même plus, c'est que je crois que c'est là le mécanisme de bien des illusions.

Cependant, dans beaucoup de cas, la cause provocatrice est tellement faible, et l'image tellement développée, que véritablement, s'il fallait se prononcer entre illusion et hallucination, le mieux serait peut-être de rester dans le doute.

Je ferai remarquer aussi que dans ce genre d'illusions et dans les hallucinations, les cellules corticales des centres sensitifs se comportent de la même façon ; que l'état primitif, véritable cause du phénomène, est toujours l'état hallucinatoire.

B. **Rôle du cerveau intellectuel dans la production de certaines hallucinations.** — Nous avons dit plus haut que l'intelligence jouait certainement un rôle dans l'hallucination. Nous voudrions cependant dire plus ; car avec la théorie moderne, l'on est tenté de ne donner dans la production de ce phénomène, qu'une part très secondaire et même tout à fait effacée au cerveau intellectuel.

Et cependant, comment expliquer sans lui les hallucinations suggérées ? comment expliquer les hallucinations volontaires ?

Certes, plus la théorie est simple, plus elle est facile à comprendre et à retenir, et aussi, plus facilement elle est acceptée par tous ; mais encore faut-il que malgré sa concision, elle ne laisse aucun doute sur les faits qu'elle doit expliquer.

Rien de plus simple, en effet, que la théorie corticale.

Voilà une série de centres, visuels, olfactifs, gustatifs, auditifs, etc.

Qu'une, cause pathologique vienne à agir sur l'un ou sur l'autre, il fera jaillir une vision, une audition, un goût, une odeur, etc., tout comme dans un de ces tirs à surprises, suivant qu'en touchant tel ou tel point noir, c'est une cloche qui sonne ou un polichinelle qui montre la tête…, etc.

Certes, il ne me viendrait pas à l'idée de nier que les choses puissent se passer ainsi, je crois même que cela se produit fréquemment, mais non toujours.

Voyez ce malade à qui ses hallucinations tiennent de longs discours.

Cet autre qui s'amuse à leur poser des questions et qui en reçoit des réponses.

Cet autre encore, qui, assistant à un véritable spectacle, suit les péripéties d'un drame.

Il faut admettre, cette fois, une lésion pathologique joliment mobile et joliment intelligente. C'est un véritable pianiste, et encore un pianiste habile qui est capable, dans un temps relativement si court, de toucher une pareille variété de notes.

Je sais bien que l'on peut me faire valoir qu'une image en fait surgir une autre, que la cellule qui vibre fait vibrer la cellule voisine, ou bien celle avec laquelle elle a l'habitude de vibrer. C'est encore vrai, c'est même absolument nécessaire pour la compréhension des associations et des combinaisons hallucinatoires ; mais c'est insuffisant.

Vous ne trouverez jamais, avec ces éléments, de quoi composer un discours, de quoi représenter une scène suivie, lesquels sont formés sans doute du souvenir de perceptions déjà acquises, mais, arrangées, combinées, transformées, et formant un tout, ayant en un mot une suite, un commencement et une fin.

Le pianiste dont nous parlions tout à l'heure, ce pianiste habile et intelligent, est pour cela indispensable ; c'est le cerveau intellectuel.

Dès lors, nous n'avons plus besoin de cette lésion localisée qui vient ébranler elle-même les cellules des centres corticaux, c'est le cerveau qui va s'en charger, tout comme il fait dans la représentation mentale ordinaire. Nous devons simplement supposer aux cellules de l'écorce, une sensibilité exagérée, une délicatesse exquise qui va forcer l'image mentale à dépasser son but physiologique en la faisant s'extérioriser.

Voilà en quel sens l'on peut interpréter la parole de Lelu¹. « L'hallucination n'est presque pas autre chose que le résultat un peu forcé de l'intelligence ».

L'hallucination n'en est pas moins pour cela, en effet, un phénomène morbide, car, cette sensibilité nouvelle de la cellule va s'acquérir grâce à une transformation pathologique, grâce à un état psycho-organique nouveau, l'état hallucinatoire.

CHAPITRE IV

ÉTAT HALLUCINATOIRE

A. **Existence d'un état hallucinatoire. — Sa nature intime.** — « L'hallucination ne doit plus être considérée, aujourd'hui, que comme le symptôme d'un état pathologique spécial du cerveau, état, tantôt transitoire, tantôt persistant, qui, à son moindre degré de développement, est caractérisé par des phénomènes se rapprochant beaucoup des phénomènes physiologiques et, à son maximum d'élévation, produit des hallucinations ininterrompues et d'une netteté parfois supérieure à celle de la sensation (¹). »

Ce qui a peut-être été le plus nuisible dans les nombreuses recherches qu'ont suscité l'étude des hallucinations, c'est qu'on les a presque toujours regardées ou comme un symptôme, ou comme une complication des maladies mentales.

On ne leur a presque pas assigné d'autres causes, ainsi que

---

(1) Hallucination. *Dict. de méd. et de chir. pratique.*

nous l'avons déjà dit, que les causes mêmes des psychoses dans lesquelles on les constate.

Lorsqu'on a voulu établir des rapports entre celles-ci et les phénomènes voisins l'on a, s'appuyant sur des exemples, plus fait pour en imposer au premier abord, que pour résister à un examen sérieux, presque voulu assimiler d'emblée, les hallucinations à des phénomènes physiologiques.

Ce qui est indéniable, c'est que *l'hallucination est le résultat d'un mécanisme normal, fonctionnant sous des conditions particulières*, que nous appelons l'état hallucinatoire.

Si l'hallucination n'est donc pas, pour nous, toujours un symptôme de folie, ce n'en est pas moins toujours un symptôme d'un état pathologique.

Ce qui est indéniable aussi, c'est que lorsqu'on étudie ce phénomène sur des malades pouvant rendre fidèlement compte de leur état, lorsqu'on l'étudie surtout dans sa forme la plus pure, dans la forme toxique et que l'on voit ensuite dans les divers autres cas, l'hallucination naître toujours des mêmes causes, avoir la même forme, la même marche, la même évolution, l'on ne peut se refuser à admettre l'existence d'un même trouble pathologique.

On a la conviction, alors, que les diverses sortes d'hallucinations ne sont que les manifestations diverses d'un état hallucinatoire qui, lui, est toujours identique à lui-même, ayant des causes définies, un mode de développement particulier, des caractères différents à ses différents degrés de développements, une forme aiguë et une forme chronique.

Lorsqu'ensuite, passant à l'étude de certains phénomènes voisins, l'on retrouve encore entre ceux-ci et les hallucinations, une étiologie semblable, des manifestations identiques, des rapports de progression, de relations, de transformations indéniables, l'on voit que cet état hallucinatoire s'étend bien au-delà des étroites limites dans lesquelles l'enferme la description classique de l'hallucination.

Nous ne voulons pas voir cependant dans cet état, un trouble pathologique à évolution toujours progressive et systématique. Son développement sera plus ou moins rapide suivant les cas il semblera chez certains, acquérir presque d'emblée sa forme la plus parfaite ; chez d'autres, il s'arrêtera à telle ou telle période de son évolution.

Lorsqu'on lit une série d'observations d'hallucinés, prises dans n'importe quel auteur, l'on ne peut faire autrement que de se convaincre de la réalité de ces faits. Cependant, presque tous ont négligé de faire ressortir la parenté qui unit entre eux les divers phénomènes, la progression croissante et décroissante qu'ils suivent dans le cours de la maladie, en un mot tout ce qui permettrait de leur faire reconnaître leur origine commune.

Nous pouvons donc affirmer l'existence de cet état pathologique particulier. Pouvons-nous en connaître la nature intime ?

Nous serons moins affirmatifs sur ce sujet et nous nous contenterons de reproduire brièvement les idées de celui qui a poussé le plus loin cette étude de J. Moreau, de Tours.

Pour lui, le fait primordial, le fait primitif, le point de départ nécessaire de tout délire, comme de toute hallucination c'est l'excitation.

Ce mot excitation a été cause de bien des discussions, aussi nous contenterons-nous de dire ce qu'était pour lui le fait primordial.

Voilà comment il le caractérisait :

« Mobilité croissante des actes de la faculté pensante, affaiblissement gradué du libre arbitre, du pouvoir, en vertu duquel nous lions, nous coordonnons nos idées ; nous les faisons converger vers un but déterminé, nous concentrons notre attention sur les unes à l'exclusion des autres, à notre gré et par notre seule spontanéité ; par suite, obscurcissement plus ou moins rapide de la conscience intime, enfin véritable transformation du moi, qui, au lieu de la vie réelle, ne résume plus que la vie de l'imagination, la vie du sommeil. »

L'état hallucinatoire est donc, pour Moreau, de Tours, l'état de rêve, l'état dans lequel, comme dit Burdach, les phénomènes de la vie des songes font irruption dans ceux de la veille.

Voici comment il décrit cet état particulier : « L'état de rêve

no se traduit aux sens, à la sensibilité, par aucun changement
autre que celui d'être dans un état différent de la veille.

Mais en lui-même il est parfait, c'est-à-dire, c'est une veille
comme la première et dans d'autres circonstances,... Nulles sen-
sentions cérébrales ne le signale, on peut saisir les modifications
psychiques qui y conduisent, mais une fois arrivé, c'est un état
mental nouveau qui a pris la place du premier, et voilà tout.
Que cet état arrive brusquement, à notre insu, si en outre il
passe rapidement, il nous sera très difficile d'en avoir une conscience bien nette.

En thèse générale, il ne peut y avoir aux désordres céré-
braux intellectuels, qu'une cause unique. En d'autres termes,
les fonctions intellectuelles ne peuvent se diriger que d'une
seule manière. De même que les faits immédiats des lésions
physiques de nos tissus sont toujours essentiellement la division des parties par le feu, le fer, l'acier, de même le fait
immédiat de toutes causes dérogeantes des facultés intellectuelles doit toujours être le même dans tous les cas.

Mais quel est-il ? quelle en est la nature ? Je constate sur
moi, que c'est la modification-rêve ; donc, la modification-rêve
doit résulter immédiatement des causes physiques (congestion),
et morales (frayeurs, etc.). »

Quoiqu'il en soit, si la nature intime de l'état hallucinatoire
ne nous est encore que peu connue, il nous est tout de même
possible d'étudier ces causes, les circonstances favorables à son
développement et ses divers modes de manifestations.

Nous allons d'abord rechercher dans quelles conditions prend
naissance l'état hallucinatoire ; nous verrons ensuite quelles
sont les circonstances favorables à son développement. Puis,
partant de l'hallucination sous sa forme la plus rudimentaire,
nous verrons les modifications qu'elle subit à mesure que
l'état hallucinatoire se développe. Nous verrons enfin s'il est
des symptômes qui puissent nous avertir de l'invasion de l'état
hallucinatoire, bien avant l'éclosion de la première hallucination.

B. **Causes du développement de l'état hallucinatoire. — Circonstances dans lesquelles on le rencontre.** — Indépendamment de certaines circonstances qui ont une action manifeste, une fois l'état hallucinatoire constitué, pour aider l'hallucination à se produire, il est des causes qui engendrent directement cette modification psycho-cérébrale spéciale, dont nous avons parlé, et sans laquelle l'hallucination ne saurait exister; ce sont ces causes que nous voulons rechercher.

Si nous examinons les individus chez lesquels il nous est permis de constater des hallucinations, nous pouvons les ramener à quatre types différents :

1° Ceux ayant produit chez eux une modification nerveuse artificielle, tels que les toxiques ;

2° Ceux se trouvant sous l'empire d'un état pathologique momentané (congestions, fièvres, etc.);

3° Ceux qui se trouvent sous l'influence d'un état pathologique durable (névroses, aliénation mentale);

4° Enfin, des personnes dites saines d'esprit.

« Si, dans la plupart de circonstances, dit Lasègue (¹), l'hallucination n'est qu'un élément accessoire sans lequel la folie n'aurait pas moins revêtu sa forme et acquis son développement, il en est d'autres où l'hallucination domine. Les intoxications de diverses natures entraînent presque immédiatement des hallucinations qui peuvent, à la rigueur, résumer tout le délire. » C'est en effet dans les cas d'origine toxique, ainsi que nous le verrons plus loin, que l'état hallucinatoire se montre sous sa forme la plus pure.

« Dans l'absorption des substances toxiques, dit le Dr A. Morel (²), il se forme un état particulier du système nerveux, des lésoins spéciales qui se retrouvent chez les mêmes

---

(1) LASÈGUE. — Ouvr. cité.
(2) MOREL. — Ouvr. cité.

individus. » C'est en effet un des caractères de ce genre d'hallucination de se développer toujours de la même manière et de se présenter toujours avec la même forme.

Ainsi se comportent l'alcool, le haschich, l'opium, la digitale, la belladone, etc.

C'est pour arriver à ce résultat, que l'on consomme l'esrar en Turquie, le kif au Maroc. Cardan nous raconte que l'onguent dont s'enduisaient les sorciers, était composé de jusquiam, d'opium et de ciguë ; à la même famille de plantes, l'on doit probablement rattacher les parfums que brûlaient en Grèce les prêtres qui évoquaient les âmes des morts, à Alexandrie, ceux qui voulaient entrer en relation avec les dieux.

Benvenuto Cellini nous a laissé le récit d'une scène de magie qui ne nous permet aucun doute sur l'usage qu'on faisait des solanées vireuses, dans ces sortes d'invocations.

Les toxiques, du reste, agissent d'une façon bien différente, lorsque, par suite de leur emploi antérieur, ou pour toute autre cause, les personnes qui s'en servent sont déjà plus ou moins sur le penchant de l'état hallucinatoire.

C'est ainsi que certains individus semblent réfractaires à l'action des toxiques, ou tout au moins n'ont pas d'hallucinations avec des doses qui, chez d'autres, auraient produit des effets intenses.

Les troubles pathologiques momentanés que nous invoquons comme causes du développement de l'état hallucinatoire, sont des plus divers.

Les affections débilitantes surtout, jouent un rôle considérable. Est-il nécessaire de rappeler toutes les hallucinations survenant à la suite de la faim, de la soif, de la fatigue physique exagérée, des privations de toutes sortes. Là se trouve l'origine des hallucinations du radeau de la Méduse. A la réunion de ces mêmes causes, est souvent due aussi la production de ces phénomènes curieux qu'ont signalé des voyageurs.

La calenture qui donne à la mer cet aspect qui fascine

et attire, d'une plaine émaillée de gazon et de fleurs. Le
ragla du désert qui fait voir aux voyageurs, luttant contre
le sommeil, des hallucinations les plus fantastiques. Chez
les arabes, la seule vue du désert, affirme-t-on, suffit à leur
produire ce genre de vision. The horrors des anglais qui,
après les fatigues d'une longue traversée, poussent les ma-
telots à se jeter à la mer. Les vents, tels que : le *Kamsin*
d'Egypte, le *Salano* d'Espagne, le *Sirocco* en Italie n'ont probablement une action manifeste que sur les voyageurs débi-
lités.

C'est en produisant un trouble pathologique de même
ordre, qu'agissent les causes morales : remords, craintes,
douleurs morales, enthousiasme religieux, en un mot toutes
les passions qui ont, on le sait, une action indéniable sur
les fonctions organiques. On ne saurait leur reconnaître
un autre mode d'action, car il serait difficile d'admettre, à
l'état hallucinatoire, une cause qui ne soit pas organique.

Dans la même catégorie de faits, nous devons faire entrer :
la fièvre, les congestions, la convalescence des maladies
graves, etc.; en un mot toutes causes de congestion et d'a-
némie, toutes causes d'excitation de la cellule nerveuse.

La volonté ferme et soutenue de voir, qui est une cause
débilitante par le fait même, sa durée suffit parfois à produire des hallucinations chez les prédisposés, surtout lorsque ceux-ci sont déjà affaiblis par un genre de vie particulier.

Les ascètes Hindous, les disciples du brahmanisme n'a-
vaient pas d'autres façons de se procurer des hallucinations, et, les écrits de Sainte-Thérèse, sur la méditation,
sont, comme les traités boudhiques, qui exposent tous les
procédés que l'esprit doit suivre pour le bhâvana, sont des
traités très précis sur la façon de développer l'état hallucinatoire.

Si nous examinons à présent l'état hallucinatoire dans ses
rapports avec la folie, nous devons reconnaître, tout d'a-
bord, que l'hérédité semble jouer un rôle important dans
la transmission d'un état psycho-pathique particulier, émi-

nemment favorable à l'éclosion de l'hallucination, et que cet état est le plus souvent intimement uni à la dégénérescence mentale et à la vésanie.

Cependant, dans beaucoup de cas, l'état hallucinatoire semble avoir une existence indépendante. Nous avons déjà dit que, dans certains cas, il paraît caractériser à lui seul tout le délire.

Dans d'autres, il semble, participant des mêmes causes, se développer parallèlement au délire, mais n'offrir avec celui-ci aucuns rapports directs, l'aliéné ne délirant pas sur le sujet de ses hallucinations.

Souvent aussi, dans cette évolution parallèle, la folie semble ne faire qu'imprimer un caractère particulier aux hallucinations, leur redonner même parfois un coup de fouet, mais n'en être pas la cause.

Enfin, dans un grand nombre de cas, l'état hallucinatoire se développe bien avant la folie, et semble alors en être plus la cause que le symptôme.

Je ne veux pas nier que l'aliénation mentale ne puisse être, dans certains cas, cause d'hallucinations, mais je crois que dans bien des circonstances, on doit reconnaître pour cause première aux hallucinations, non pas le délire, mais des causes semblables à celles du délire. Cependant, il est indiscutable que l'aliénation peut, parfois, être la cause directe de la formation de l'état hallucinatoire, par suite des perturbations qu'elle apporte dans l'appareil psycho-cérébral. On peut alors envisager, dans ces cas-là, l'hallucination comme une véritable complication de la folie.

Il nous resterait à examiner les hallucinations qui se produisent chez les personnes dites saines d'esprit ou pour mieux dire, chez des personnes n'offrant aucuns troubles pathologiques, auxquels on puisse rattacher leur état hallucinatoire.

J'estime que ce groupe est aujourd'hui extrêmement réduit, si tant est qu'il existe.

Personne, en effet, n'a de scrupules pour faire rentrer

le commun des mortels dans la règle commune, mais beaucoup hésitent encore, lorsqu'il s'agit d'hommes célèbres ou de saints.

Au cas où l'on aurait encore quelques doutes, il suffirait peut-être, pour les lever, d'écouter Brierre de Boismont (1), leur défenseur : « Les hallucinations de beaucoup d'hommes célèbres sont physiologiques..... les hallucinations actuelles ne sont jamais sans mélange de folie..... les hallucinations des païens et celles des chrétiens modernes ne peuvent être revendiquées que par les fous, en tant qu'inspirations divines, il n'en est pas de même chez les prophètes et chez les saints. »

Pour ce qui est des hommes célèbres, nous savons aujourd'hui que les hallucinations de Socrate, de Pascal, de Luther, etc.... trouvent leur explication dans une série de causes, toujours les mêmes, et que l'on peut réduire à cinq :

1° Concentration de l'esprit sur un point ;
2° Influence du milieu social ;
3° Préoccupations ;
4° Veilles prolongées ;
5° Névroses méconnues ;

Pour ce qui est des saints, quoique, en les accusant d'être souvent hallucinés comme le commun des mortels, nous ne courerions plus le danger d'être brûlé vif, nous croyons cependant devoir prendre quelques précautions oratoires, afin de n'être pas, tout au moins, taxé d'athéisme.

Saint Augustin a écrit que les visions et les apparitions proviennent, le plus souvent, d'un état maladif de l'imagination.

Saint Bonaventure reconnaît, lui aussi, que bien des personnes qui croient voir Jésus-Christ ou la Sainte Vierge, ou les entendre parler, sont en butte à des erreurs.

---

(1) BRIERRE DE BOISMONT. — Ouvr. cité.

Bien d'autres auteurs ecclésiastiques encore, regardent les visions comme le prélude de la folie.

Je crois donc que nous pouvons laisser de côté la cause surnaturelle. Le Saint-Siège lui-même se montre des plus difficiles pour reconnaître aux hallucinations une origine divine, et tel qui ne peut les appuyer par des vertus sérieuses, a plus de chances d'être traité de fou que de saint.

Du reste, les hallucinations de nature religieuse cadrent souvent fort mal avec les préceptes de l'Eglise.

La véritable cause se trouve dans la vie même des saints, je crois inutile de les analyser, qu'on en prenne une au hasard et l'on trouvera : idée fixe, privation de sommeil, jeûnes, scrupules, découragement, tentations, continence, remords, alimentation et habillement défectueux, etc.... Voilà suffisamment de quoi expliquer ce phénomène.

On a invoqué comme cause d'hallucination : l'éducation, les croyances, les idées dominantes de l'époque. Ces éléments sont peut-être suffisants pour donner un cachet spécial à l'hallucination, mais je ne crois pas qu'ils puissent, à eux seuls, créer l'état hallucinatoire. Du reste, le sujet même des fausses perceptions importe peu, que l'on voit un minotaure, un phénix, un rock, un serpent ailé ou le diable, le phénomène reste toujours le même, l'état qui le produit est identique.

C. Circonstances favorables à la production des hallucinations, l'état hallucinatoire existant. — Telles sont les causes capables de produire l'état hallucinatoire. Nous allons voir à présent toute une série de conditions nouvelles qui n'ont pas le pouvoir de créer cet état, mais qui, cet état existant, favorise la production des hallucinations. Sans doute, dans beaucoup de cas, les hallucinations ne se seraient pas produites si les malades ne s'étaient pas trouvés dans une des positions, qui viennent, pour ainsi dire, aggraver, exagérer momentanément, l'état hallucinatoire;

mais celui-ci a besoin d'exister déjà à un plus ou moins faible degré, pour que les hallucinations se produisent.

Dans ces conditions, si les hallucinations n'existent pas, elles peuvent donc apparaître, si elles existent, elles ne font que se multiplier, se perfectionner dans leur forme et dans leur intensité, offrir plus de résistance à nos efforts pour les faire disparaître.

Une des circonstances qui paraissent le plus favorable à faire surgir les hallucinations chez les personnes qui se trouvent déjà sur le penchant de l'état hallucinatoire, est certainement la période hypnagogique. Souvent même, ainsi que nous le verrons plus loin, ce n'est que dans cette période que se manifestent les hallucinations, au début, lorsque l'état hallucinatoire est peu développé, ou à la fin, lorsqu'il commence à décroître.

Voici comment Baillarger (¹) décrit la période hypnagogique : « Le passage de la veille au sommeil, ne se fait pas d'une manière brusque. On est averti d'abord par une sensation particulière ; puis la tète devient lourde, les idées s'embarrassent et l'on tombe dans un premier degré d'assoupissement ; l'influence de la volonté a déjà cessé, que le sentiment du moi persiste encore. On a, pendant quelques instants, conscience de certaines perceptions ; mais ces perceptions sont confuses, incohérentes, et constituent, avant le sommeil complet, une sorte de délire que presque tous les physiologistes ont indiqué. Si cet état, ordinairement très court, vient à se prolonger, il constitue la somnolence, et l'espèce de délire dont j'ai parlé est désigné sous le nom de rêvasserie.... Quand les forces sont réparées, on arrive graduellement à un état de somnolence pendant lequel on a des perceptions confuses, incomplètes, et parfois des illusions et des hallucinations, si l'on se trouve sous l'influence de quelque cause d'excitation. »

Faisons remarquer, en passant, que cette description répond presque mot pour mot, à celle que Moreau, de Tours, donne

(1) BAILLARGER. *Hallucinations.*

du fait primordial. Pour nous, nous ne ferons que constater qu'en effet, chez bien des hallucinés, l'on retrouve au début de l'hallucination une dissociation évidente des facultés intellectuelles, semblable à celle du fait primordial et de la période hypnagogique.

Je crois inutile de citer les observations d'hallucinations se produisant dans l'état intermédiaire à la veille et au sommeil. Baillarger en donne 30 observations, et les auteurs en signalent beaucoup après lui. Nous serons, du reste, obligé de revenir sur ce sujet en faisant l'histoire du développement de l'état hallucinatoire.

Baillarger reconnaît pour hallucinations hypnagogiques celles qui se produisent par la simple occlusion des paupières. Pour nous, c'est là une façon nouvelle de forcer l'état hallucinatoire à se manifester, qui n'a qu'un rapport très éloigné avec ce genre d'hallucinations.

Les malades, en effet, qui présentent ce phénomène, peuvent, en fermant les yeux, avoir des hallucinations à toute heure de la journée; les hallucinations, ainsi provoquées, sont, du reste, des plus variables.

L'on ne pourrait invoquer que l'occlusion des paupières ait une action localisée sur les organes de la vision; il n'est pas rare, en effet, de voir produire par ce simple mécanisme, non seulement des hallucinations de la vue, mais encore de l'ouïe et même de la sensibilité générale.

Moreau, de Tours, donne une explication ingénieuse de la façon dont agit l'abaissement des paupières, explication qu'on peut également appliquer à la position horizontale, qui, elle aussi, peut produire, dans certains cas, des hallucinations.

« L'abaissement des paupières paraît avoir pour but de soustraire l'organe de la vue à l'action des objets extérieurs. — A ce titre, il doit être considéré comme un des premiers phénomènes du sommeil; de là, son influence sur la production des hallucinations.

Il est une autre manière d'expliquer cette influence qui, selon nous, réunit en sa faveur beaucoup plus de probabilités.

J'ai fait et répété nombre de fois sur moi-même une expérience bien simple, et qu'il est au pouvoir de tout le monde de renouveler. Lorsqu'on éprouve un commencement d'intoxication narcotique, alcoolique ou autre, si l'on vient à fermer les yeux doucement, sans efforts, tout aussitôt *on sent sa tête s'en aller*, pour me servir d'une expression vulgaire, mais énergique, on sent que l'on va perdre connaissance ; c'est bientôt une espèce de vertige, d'étourtourdissement qui vous fait craindre de tomber à la renverse, et vous fait bientôt ouvrir les yeux. Ces symptômes sont d'autant plus intenses qu'on ferme les yeux avec plus d'efforts ; on éprouve alors un malaise, une anxiété indicibles.

Il est impossible de ne pas reconnaître la plus grande analogie entre ces accidents, je veux dire la sensation qu'ils produisent, et celle qu'on éprouve, lorsqu'en s'endormant, l'on est sur le point de perdre connaissance, ou mieux encore lorsqu'on est sous l'influence d'une congestion cérébrale légère ou d'une syncope. »

Et, en effet, congestion cérébrale, anémie, alcool, narcotiques, ainsi que nous l'avons vu, créent l'état hallucinatoire. Il est normal que l'abaissement des paupières qui a une influence dans un cas, ait la même influence dans les autres, puisqu'il n'y a qu'une différence de causes, et qu'on se trouve toujours en présence du même état.

La simple action de baisser la tête suffit parfois pour produire des hallucinations, ainsi que le démontrent les observations 5 et 6 de Baillarger. Un de nos hallucinés volontaires ne peut commander à ses fausses perceptions qu'après avoir baissé préalablement la tête.

Dans d'autres cas moins nombreux, les malades arrivent au même résultat, en retenant la respiration ; l'obscurité suffit, chez un grand nombre, pour faire apparaître des hallucinations, et nous savons tous que les aliénés sont bien plus sujets à ce phénomène après le coucher du soleil.

Enfin, certaines personnes jouissent de la propriété de se donner des hallucinations rien qu'en fixant un objet.

Je crois que nous devons regarder comme faisant partie

du même nombre de faits favorables aux manifestations d'un état hallucinatoire déjà existant, les pratiques très diverses des mystiques des divers pays. Je n'ai pas l'intention de les nommer toutes.

Les uns regardent fixement un point, leur nombril par exemple, les autres se livrent à un mouvement de giration plus ou moins rapide, d'autres encore entonnent un chant monotone dont la cadence est accompagnée d'un mouvement rythmique de la tête, s'accélérant progressivement jusqu'à devenir vertigineux, etc.....

L'extatique chrétienne elle-même élève son âme dans la prière, demande à être seule, concentre son attention sur un point, fait comme une personne qui dort, fixe le regard, ou ferme les yeux.

D. **Mode d'action des circonstances favorables** à **la production des hallucinations.** — A présent, si nous examinons à un point de vue plus général les circonstances ou manœuvres qui, pour ainsi dire, forcent l'hallucination à se produire, nous voyons que nous pouvons toutes les ramener à deux façons d'agir. Elles exagèrent la congestion ou l'anémie, et, par conséquent, apportent un surcroît d'excitation à la cellule cérébrale, ou bien elles diminuent l'influence des objets extérieurs sur nos sens.

Il est, je crois, inutile d'insister sur la première partie de cette proposition, nous avons désigné l'anémie et la congestion comme causes principales de l'état hallucinatoire lui-même.

Pour la seconde partie, nous n'en avons pas encore parlé, quoique *Baillarger pose comme condition indispensable à la production des hallucinations, la suspension des impressions externes.*

C'est qu'en effet, pour nous, ce n'est là non une condition indispensable, mais une condition favorable chez un individu déjà sous l'empire d'un état hallucinatoire, ordinairement peu développé.

L'on pourrait peut-être même démontrer que le plus souvent, la suspension des sens externes n'est pas la cause, mais bien la conséquence de l'hallucination. Lorsque les impressions internes sont assez fortes, en effet, pour absorber l'attention, celles venues du dehors sont nécessairement perçues d'une façon imparfaite,

Mais je précise. Si nous examinons ce qui se produit chez une personne qui veut raviver ses sensations, aussi bien chez celle qui veut avoir une perception vraie, plus nette et plus complète d'un objet, nous trouvons que la façon de procéder est toujours la même :

1° Donner, par un effort de l'attention, le maximum de la sensibilité à l'organe sensitif qui est en jeu ;

2° Écarter toute autre sensation qui pourrait nuire à la perception exacte de celle qui nous intéresse.

Si nous ajoutons que l'effort seul de fixer la volonté sur un point, obscurcit les autres sensations, nous voyons que tout concourt, chez cet individu, à isoler le plus possible la perception qu'il veut faire devenir plus parfaite.

C'est là un fait d'observation journalière. L'écolier qui apprend une leçon, se bouche les oreilles. Dans la représentation mentale, il en est de même, l'effort de la volonté s'accompagne d'occlusion des paupières et l'accommodation de l'œil à l'infini.

« Pour que l'hallucination se produise, dit le Dr Despine (¹), il faut que l'impression sensorielle normale, c'est-à-dire subjective, soit plus vive que les impressions sensorielles anormales, c'est-à-dire objectives, qui ont lieu en même temps, et qu'elle les efface par sa vivacité ; il faut que l'objet imaginaire perçu dans l'hallucination se superpose sur les objets réels, perçus en même temps, et que la vivacité de l'impression produite par cet objet imaginaire empêche la perception des objets réels qui occupent la même place dans l'espace, ou rende cette perception plus obscure ; la vivacité de l'impression sensorielle normale est donc une condition pour que l'hallucination se produise. Cela est tellement vrai que, si l'impression sensorielle

(1) Despine, Psych. de l'hall., p. 224.

normale devient plus vive que l'impression sensorielle anormale,
l'hallucination disparaît. Par ce motif, l'apparition de la lumière dissipe souvent les hallucinations nocturnes. Par ce
motif aussi, telle hallucination qui a lieu dans les ténèbres,
n'aurait pas lieu pendant le jour ; aussi, les hallucinations sont-
elles très fréquentes la nuit.

L'attention, qui avive considérablement les impressions sensorielles, a par conséquent une grande impression sur la production de l'hallucination. Pour que ce phénomène surgisse et
continue, il faut que l'attention de l'halluciné ne soit pas trop
détournée de l'objet imaginaire qui l'occupe, sans cela l'hallucination s'évanouit. C'est ce qui a lieu si l'on parle à l'halluciné de manière à fixer ailleurs sa pensée, à la détourner de
ses préoccupations, ou s'il intervient une personne qui fixe
spécialement son attention, le médecin par exemple. »

*Est-ce à dire pour cela, que la suspension des sens externes est
nécessaire pour la production des hallucinations ?* Non. Si l'état
hallucinatoire est suffisamment développé, si l'image égale
en vivacité celle des objets réels, cette suspension est absolument superflue. Du reste, l'observation clinique est là pour
démontrer encore une fois, que la vérité de cette seconde règle
de Baillarger, est plus apparente que réelle.

**E. Manifestation de l'état hallucinatoire dans ses
divers degrés de développement.** — Regardant l'hallucination comme la simple modification d'un état pathologique
particulier, il convient de déterminer quels seront ces caractères divers, suivant le plus ou moins grand développement de
cet état, quelles seront les modifications successives qu'elle
devra subir, suivant que cet état se modifiera à son tour.

Ces modifications portent : sur le genre des hallucinations,
sur leur quantité, leur ténacité, sur la façon dont elles se produisent.

Après avoir étudié l'état hallucinatoire à ses diverses périodes,
nous verrons ce qui peut être considéré comme sa forme la
plus parfaite.

1º *Modification dans le genre de l'hallucination.* — Nous appuyant sur la façon dont se développe l'idée chez l'enfant, par suite de la perception successive, des sensations brutes, des sensations différenciées et des images verbales, nous avons divisé les hallucinations en : élémentaires, communes et verbales. Or, cette division répond, selon nous, à des degrés divers de l'état hallucinatoire que l'on peut rencontrer parfois chez le même individu, à mesure que sa disposition hallucinative se développe,

Séglas (¹) est le premier à avoir constaté le fait. « Certains malades, dit-il, entendent d'abord des sons indistincts, puis différenciés, puis des voix extérieures, et n'arrivent que plus tard aux voix intérieures. »

Pour les images visuelles, il en est de même ; un tel qui ne distinguait d'abord qu'un point lumineux, finit par reconnaître une flamme, puis un fantôme, enfin un personnage et quelquefois même un mot.

Les hallucinations motrices ne font pas exception, les malades commencent le plus souvent par n'avoir que la voix intérieure, c'est la conversation mentale simple, puis son hallucination devient plus complète, il fait déjà des mouvements d'articulation, enfin, il parle à haute voix.

2º *Modification en fréquence, en durée et en quantité.* — Nous venons de voir une progression qu'il est facile de constater, pour peu que l'on puisse suivre pendant un certain temps, des malades se présentant au début de leur affection. Mais il est d'autres modifications qui ne sauraient aussi, dans les mêmes conditions, échapper à l'observateur, ce sont celles qui portent sur la fréquence, sur la quantité et sur la durée des hallucinations.

Ici aussi, nous trouvons une progression croissante ou décroissante, à mesure que l'état s'aggrave ou s'améliore, et nous voyons les hallucinations devenir de plus en plus nombreuses, de plus en plus fréquentes, de plus en plus prolongées et en

(1) Séglas. *Leçons cliniques sur les mal. mentales.*

même temps qu'elles deviennent, d'élémentaires communes, et de communes, verbales.

Si l'état hallucinatoire s'aggrave encore, la co-existence de plusieurs hallucinations de divers sens, puis leur association, enfin leur combinaison, viendront souvent nous en rendre compte.

Au point de vue du pronostic, c'est du reste une vérité qui, je crois, n'est contestée par personne :

1° Que, plus les hallucinations sont anciennes, plus elles sont difficilement guérissables ;

2° Que l'on guérit plus facilement un malade qui n'est sujet qu'à une seule hallucination, que celui qui est en proie à plusieurs ;

3° Que lorsque, dès le début de la maladie, se montrent des hallucinations de plusieurs sens réunis, le pronostic est grave.

Cependant, il est bon de tenir compte, jusqu'à un certain point, du degré d'intelligence et d'instruction du malade, car il est certain que chez des individus simples d'esprit, l'hallucination sera toujours bornée à un petit nombre de faits, même avec un état hallucinatoire très développé.

3° Modification dans la qualité de l'hallucination. — L'hallucination est claire, précise, extérieure, parfaite, entraîne l'erreur et est involontaire. Telle encore une phrase que nous voyons revenir sans cesse, dans la discussion sur les hallucinations.

Nous avons déjà dit ce que nous pensions de l'épithète d'involontaire, et nous aurons l'occasion d'y revenir ; pour ce qui est d'entraîner l'erreur, nous avons prouvé que ce n'est pas toujours vrai,

Nous allons voir de suite si elle est vraiment toujours *aussi claire, aussi parfaite et aussi extérieure* que l'on veut bien le dire.

Cependant, nous tenons tout d'abord à faire remarquer que c'est en s'appuyant sur ces caractères, en apparence si tranchés, qu'on a conclu qu'il ne pouvait y avoir aucun rapprochement à faire entre la représentation mentale et l'hallucination. Les hallucinés, dit-on, ne confondent pas l'hallucination et la représentation mentale, et cela prouve qu'il n'y a rien de commun entre l'une et l'autre.

Nous trouvons ce raisonnement tout au moins puérile. Comment, de ce que les hallucinés ne confondent pas la représentation mentale et l'hallucination, vous en concluez que ce sont des choses différentes? Mais, les hallucinés confondent l'hallucination et la sensation, vous en concluerez donc que c'est la même chose?

Pour nous, nous affirmons que dans tous les cas, le phénomène reconnu et décrit aujourd'hui comme hallucination, n'a pas toujours les caractères de précision, de perfection, de netteté, de lignes et de couleurs, de l'objet réel.

Nous ajoutons même que cette netteté ne se retrouve que dans un état hallucinatoire très développé.

« Ma conviction, dit Morel ('), résulte de l'observation de sens aliénés, hallucinés, que quelle que soit l'intensité du phénomène chez quelques-uns, comme netteté de la vision et clarté de l'audition, l'image est le plus ordinairement affaiblie et la voix qu'il entend, ne frappe pas l'halluciné comme celle des êtres vivants et présents qui lui adresseraient la parole ; j'excepte certains paroxysmes d'aliénation où le phénomène est d'une vérité effrayante. »

C'est surtout dans les cas où l'état hallucinatoire n'est qu'en période de développement ou de décroissance, que l'image est inférieure à la réalité.

Souvent, les hallucinés voient confusément, comme si une gaze était interposée entre eux et leur vision.

D'autres fois, ils disent voir comme dans une glace sans tain.

Certaines visions de Nicolaï étaient semblables à la réalité, mais paraissaient un peu plus pâles que dans l'état naturel.

Le malade d'Abercombie, dont nous citons plus loin l'observation, était obligé de faire une grande attention pour constater s'il avait affaire à des personnes réelles ou à des hallucinations,

(1) MOREL.

cependant il finissait toujours par reconnaître une personne, en ce que ses traits étaient plus finis et plus arrêtés que ceux des fantômes.

Il serait facile de retrouver dans diverses observations tous les degrés de netteté de l'image.

Ce qui s'observe, du reste, chez plusieurs types d'individus, à état hallucinatoire plus ou moins développé, s'observe aussi souvent chez le même malade dont l'état hallucinatoire se développe ou s'exagère momentanément.

Il n'est pas rare de voir des hallucinations d'abord vagues et confuses se dessiner, se caractériser de plus en plus chez le même malade « ainsi, dit Macario, qu'un menteur, à force de répéter un mensonge finit, petit à petit, par le regarder comme une réalité. »

Dans un même accès d'hallucination, celle-ci, d'abord très vague, se développe souvent progressivement, pour s'atténuer ensuite graduellement avant de disparaître tout à fait.

Le spectre que Spinosa vit à Rinbourg, disparut graduellement en affaiblissant ses teintes. Ignace Martin dit, en parlant de son fantôme : « Ses pieds semblèrent s'élever de terre, sa tête s'abaisser et son corps, se rapetissant de la circonférence au centre, cessa d'être visible quand il en vint à la hauteur de la ceinture. » Michéa(¹) raconte qu'un de ses malades, qui avait des hallucinations de l'ouïe très fréquentes, les vit disparaître dans un voyage. Au fur et à mesure qu'il approchait de sa ville natale, les voix perdaient de leur *force* et semblaient moins nombreuses. Quand il y fut entré, elles disparurent complètement.

4° *Modification dans les conditions de production de l'hallucination et dans sa stabilité.* — Mais il est encore toute une série de faits qui nous permettent de juger du développement de l'état hallucinatoire. Je veux parler des conditions dans lesquelles se produisent les hallucinations, de la facilité avec laquelle elles apparaissent, enfin de leur plus ou moins grande adhérence.

(1) MICHÉA, *Délire des sensations.*

Chez certains malades, l'hallucination ne se produit qu'en présence d'une des circonstances favorables que nous avons énoncé plus haut.

L'état hallucinatoire n'étant que peu développé, il faut, pour ainsi dire, qu'il vienne s'y adjoindre une force nouvelle, pour que l'hallucination se produise ; mais, à mesure que cet état prend plus d'extension, ces conditions favorables deviennent de moins en moins utiles, et à la fin, le malade peut tout à fait s'en passer. Il semble même exister une sorte de gradation dans les moyens de moins en moins puissants, qui servent à produire l'hallucination. Tel malade, par exemple, qui n'avait des visions dans la période hypnagogique, au moment de s'endormir, en a ensuite, les yeux ouverts dans l'obscurité ; enfin, à toute heure du jour, dès qu'il baisse les paupières.

Enfin, il se produit dans beaucoup de cas, ce que nous voyons se produire chez les toxiques, un état hallucinatoire fort et durable qui suffit à lui seul, pour procurer des hallucinations, sans aucune intervention étrangère. Chez les mangeurs d'opium, par exemple, nous voyons, à la suite des absorptions répétées, se produire une aptitude particulière à percevoir des hallucinations, même en dehors de toute ingestion de toxique. Il est même remarquable de voir que les fausses perceptions n'ont lieu qu'à la suite d'une sorte d'entraînement et de prises répétées de poison.

Chez beaucoup de malades aussi, comme chez les mystiques, l'influence de la première hallucination vient aider puissamment l'état hallucinatoire à se développer.

Maury constate, que pour aller au Sabbat, les sorciers devaient se soumettre à l'onction magique.

Les sorciers émérites, il est vrai (état hall. développé), pouvaient s'en passer, mais cette pratique était de toute nécessité pour les apprentis sorciers.

Nous avons déjà dit plus haut, à propos du rôle que paraît jouer la suspension des sensations externes dans la production des hallucinations, que la faculté d'écarter la fausse perception, en fixant son attention sur un autre objet, était d'autant plus prononcée que l'état hallucinatoire était moindre.

En effet, bien des malades, par le fait même qu'ils rapportent leur esprit sur l'existence réelle de l'hallucination, la font disparaître. D'autres, plus gravement atteints, sont obligés de s'occuper, de parler à haute voix, pour arriver au même résultat.

Il est incontestable cependant, que dans certains cas, la production de sensations externes, n'a plus aucun pouvoir pour dissiper l'hallucination. Il n'est pas rare d'observer des faits dans lesquels une hallucination vient interrompre la lecture ou la conversation d'un malade. Tout le monde a certainement eu l'occasion de constater des cas semblables. *Pourquoi, alors, reconnaître la suspension des sens externes, comme condition nécessaire à la production des hallucinations?*

Nous n'avons pas voulu faire rentrer le plus ou moins de croyance en la réalité de l'image, dans les signes pouvant nous fournir des indications sur l'état hallucinatoire. Cependant, il est incontestable que très souvent cette croyance est en rapport avec le degré de netteté de l'hallucination, et avec sa stabilité. Mais ici, viennent se glisser trop d'éléments nouveaux, tels que : instruction, superstition, aliénation, etc... pour que nous puissions insister sur ce point.

5° *L'état hallucinatoire à son maximum de développement.* — Il est facile, d'après ce que nous venons de dire, de suivre l'évolution de l'état hallucinatoire ; voyons à présent, sous quelle forme se présenteront les hallucinations auditives, visuelles et psycho-motrices, cet état étant arrivé à son summum de développement.

L'hallucination de l'ouïe est devenue l'écho de la pensée. — Netteté, fréquence, durée, facilité de production, tout s'est développé au plus haut point. La faculté de faire disparaître l'hallucination en portant l'esprit sur un objet extérieur est nulle. — Le malade ne peut plus penser sans entendre sa pensée.

L'hallucination verbale motrice, devient la fuite de la pensée. Les malades ne peuvent plus penser sans qu'aussitôt celle-ci ne leur échappe par la bouche. Dans la forme auditive ou motrice ([1]), le malade entend sa pensée et ne peut se retenir de la répéter.

Enfin, dans ce que l'on pourrait appeler la « visualisation de la pensée », l'halluciné ne pourrait penser à une chose sans en avoir aussitôt la représentation mentale.

Un malade dont parle Séglas, photographiait volontairement sa pensée par des images visuelles verbales. Le mangeur d'opium dont nous donnons plus haut l'observation, sur ses derniers jours, ne pouvait penser à un objet sans en avoir l'hallucination.

F. — Phénomènes n'étant pas reconnus comme hallucinations et se produisant sous l'influence de l'état hallucinatoire. — Nous venons de voir ce qu'est l'état hallucinatoire alors qu'il se manifeste par des hallucinations vraies ; mais pour nous cet état, loin de rester circonscrit dans de si étroites limites s'étend bien au·delà de l'hallucination proprement dite.

L'observation clinique nous démontre tous les jours que l'hallucination qui débute en apparence de la façon la plus brusque, la plus spontanée, est souvent précédée de phénomènes pouvant faire·prévoir son éclosion prochaine.

Procédant des mêmes causes, ayant avec l'hallucination une grande ressemblance de formes, se développant et s'exagérant dans les mêmes conditions, enfin, offrant avec celle-ci des rapports divers et indiscutables, ces phénomènes nous indiquent déjà l'envahissement de l'état hallucinatoire.

1º *Illusions.* — Esquirol, le premier, a donné de bonnes définitions de l'hallucination et de l'illusion, afin qu'il ne soit plus possible à l'avenir· de les confondre. Dès lors, voilà deux phénomènes morbides classés, étiquetés, différenciés avec peine d'une façon suffisamment précise, et personne n'ose plus y toucher.

(1) SÉGLAS et BESANÇON. *An. méd. psyc.* Janvier 1889.

On étudie avec soin le mécanisme de l'hallucination, on est déjà plus réservé sur celui de l'illusion, et, lorsque des cas cliniques douteux se présentent, lorsqu'on ne sait jusqu'à quel point ils participent de l'une ou de l'autre, on se garde bien de les interpréter. Jugez donc dans quelle confusion nous tomberions, se dit-on, si, par suite d'un travail semblable, l'on n'allait plus trouver de ligne de démarquation nette entre ces deux phénomènes ? Eh bien, et après, si la vérité, vraie, est plus confuse que la vérité conventionnelle, est-ce une raison pour ne pas la chercher ? Est-ce que nous avons trouvé les frontières qui séparent la raison de la folie ? Non, et ceci ne nous empêche pas d'étudier les malades qui se trouvent sur la zone mixte.

Certes, il est juste, il est utile de ne pas confondre dans tous les cas, l'illusion avec l'hallucination, mais je crois que tracer les limites précises qui séparent l'une de l'autre, est parfois chose impossible.

On ne peut plus regarder aujourd'hui l'illusion vraiment pathologique comme provenant simplement d'un jugement défectueux et incomplet des malades ; nous sommes obligés de voir dans ce phénomène, la manifestation d'un état anormal des fonctions cérébrales.

Illusions et hallucinations ne sont, le plus souvent, que deux manifestations diverses d'un état hallucinatoire.

Nous avons eu déjà l'occasion de nous expliquer en partie à ce sujet, en parlant de l'action, des objets extérieurs dans la production des hallucinations. Nous avons montré que dans certains cas, l'excitation externe est tellement faible et l'hallucination tellement développée, que, cette excitation externe ne pouvait être regardée que comme un agent provocateur de l'hallucination. Nous avons ajouté que l'image qui se produisait ainsi, avait tous les caractères de l'hallucination réelle.

Baillarger cite deux observations de malades qui semblent venir confirmer notre façon de voir ; du reste, ce symptôme dont parle cet auteur, serait, à son avis, des plus fréquents.

Ces deux malades, aussitôt qu'elles fixaient un objet pen-

dant le jour, le voyaient au bout d'un moment se transformer
en une tête d'homme ou d'animal, avec des yeux brillants et
mobiles.

Il est à remarquer que dans ces cas là, les malades voient
tout d'abord nettement l'objet qu'ils fixent, ce n'est qu'au bout
d'un temps plus ou moins long, que se produit l'hallucination.

Bien plus significatives encore, sont les observations que
Moreau, de Tours (¹), a pu faire sur lui-même, après avoir fait
usage de hachish. Regardant un tableau, il voit nettement le
personnage qu'il représente, puis, avant de donner lieu à l'hallucination, le personnage et le tableau disparaissent complètement pour reparaître ensuite sous les apparences d'un personnage réel. Bien plus, si, pendant que ce phénomène se
produit, il cherche à revoir l'image du tableau, sa vision
disparaît. Voici du reste ce qu'il dit de ce phénomène :

« 1º On a vu, on a entendu nettement et distinctement,
comme cela arrive dans l'état ordinaire ;

2º Puis, tout aussitôt, par suite de certains points d'analogie
qui nous sont connus ou qui nous échappent, l'image de notre
objet, la sensation d'un autre bruit ou d'un autre son se trouve
éveillée en nous ; c'est à ces impressions intra-cérébrales,
dues à l'action de la mémoire ou de l'imagination, que l'esprit
s'arrête, confondant bientôt les deux sensations en une seule,
couvrant pour ainsi dire, la sensation réelle de la sensation
imaginaire et projetant celle-ci sur l'objet extérieur. »

Plus loin, il fait remarquer que l'image disparaissait presque
aussitôt que son attention s'arrêtait, bien que passagèrement,
sur l'objet extérieur ; elle était vive au contraire, parfaitement
nette, quand elle s'offrait seule à son esprit, alors que ses yeux
étaient tournés d'un autre côté.

Ainsi donc, cette image avait par moments, une existence
tout à fait isolée et indépendante de la cause qui l'avait tracée
tout d'abord dans le cerveau. Était-ce une illusion ou une hallucination ? Je laisse à d'autres le soin de résoudre ce pro-

(1) MOREAU, de Tours. Hachish.

blème ; pour moi, je n'y vois qu'une manifestation de l'état
hallucinatoire.

2° *Hallucinations psychiques.* — « L'on pourrait se convaincre,
dit Baillarger, si l'on interroge avec soin les hallucinés, si on
leur fait préciser en quoi consistent les voix qu'ils entendent,
que beaucoup n'éprouvent que le phénomène que j'indique ici
et qui consiste, non à entendre des voix extérieures, mais seulement la pensée formulée intérieurement en paroles distinctes. » C'est ce qu'il appelle les hallucinations psychiques, ce
que d'autres nommaient les fausses hallucinations.

Nous avons vu, en exposant la théorie corticale, qu'une
grande partie de ces hallucinations psychiques n'était autre
chose que des hallucinations psycho-motrices ; aussi, depuis
cette interprétation nouvelle donnée à ces faits, n'est-il plus
guère question d'hallucinations psychiques en pathologie mentale.

Cependant, nous avons cru devoir faire quelques réserves,
que nous voulons à présent préciser. En effet, plus nous étudions ce genre de manifestation de l'état hallucinatoire, plus
*nous sommes portés à croire que les hallucinations psychiques de
Baillarger doivent subsister, tout au moins en partie.*

Mais tout d'abord, il n'y a rien que de très rationnel à supposer que les centres des diverses mémoires, plus ou moins
susceptibles, ou plus ou moins vivement impressionnés, donneront des images plus ou moins nettes ou plus ou moins
extérieures.

Nous avons déjà vu en effet, que même dans l'hallucination
vraie, les caractères de netteté, de précision, d'extériorité
étaient parfois très variables.

Il n'est pas rare de voir le caractère d'extériorité, qui est le
seul à distinguer l'hallucination psychique de l'hallucination
ordinaire, être assez peu prononcé, pour que le malade ne
puisse affirmer par exemple, dans une hallucination de l'ouïe,
si on lui parle, ou s'il se parle à lui-même.

Ne paraît-il pas, d'autre part, exagéré, d'attribuer à de simples hallucinations motrices, les phénomènes dans le genre des visions spirituelles de saint Augustin, des visions imaginaires de saint Bonaventure, et surtout des voix intérieures de sainte Thérèse, et cela tout en restant de simples hallucinations intérieures sans jamais se traduire par aucun phénomène moteur.

Du reste, on a été obligé de diviser les hallucinations psychomotrices, en hallucinations cinesthétiques et en hallucinations verbales motrices vraies. Or, dans le premier ordre de faits, il est impossible de constater autre chose que l'existence, que nous affirme le patient, d'une voix intérieure, et, s'il est vrai que parfois, cette voix intérieure devient, en se complétant, une hallucination verbale motrice, il n'en est pas moins vrai, que dans un grand nombre de cas, elle reste en tout semblable à l'hallucination psychique.

Ces malades, du reste, lorsqu'on leur fait préciser ce qu'ils ressentent, ne s'expriment pas exactement de la même manière dans tous les cas. Le véritable halluciné moteur *sent* une voix qui lui parle, dans la tête, dans l'estomac, etc. ; d'autres *entendent* des pensées, une voix qui ne fait pas de bruit, etc... Et, si l'on cherche à leur faire dire où ils l'entendent, ils hésitent un moment avant de répondre précisément, parcequ'ils ne l'ont pas sentie, mais sachant bien qu'elle n'a pas été perçue par leurs oreilles, ils finissent par dire que c'est dans leur tête.

Enfin, il est un autre ordre de faits qui prouve bien, selon nous, que l'hallucination psychique existe, en tant que manifestations d'un état hallucinatoire inférieur, en tant qu'hallucination vraie non encore arrivée à son complet développement ; c'est que dans certains cas, lorsque l'état hallucinatoire se développe, les hallucinations psychiques se transforment en hallucinations ordinaires, et que, inversement, il est fort probable que l'état hallucinatoire s'atténuant, les hallucinations psychiques qui avaient disparues, peuvent reparaître.

Nous avons dit que des malades qui n'avaient qu'un état hallucinatoire peu développé, voyaient cet état s'aggraver en plusieurs circonstances, entre autres, dans la période hypnagogique. Or, il existe des personnes qui n'ont que des hallucinations psychiques pendant le jour, et qui, dans la période hypnagogique, les voient se transformer en hallucinations vraies.

Tel est le malade que Baillarger cite dans sa XXIIIe observation, qui avait des hallucinations psychiques pendant la veille et des hallucinations de l'ouïe, le soir au moment du sommeil, et le matin au moment du réveil.

Recherchant les opinions des divers auteurs en ce qui concerne la gravité au point de vue pronostic des hallucinations psychiques, nous avons été étonné des affirmations diverses.

Les uns, en effet, disent que ce genre d'hallucinations se développe seulement chez les malades hallucinés déjà depuis longtemps. Les autres, au contraire, reconnaissent l'hallucination psychique comme étant le début d'une période hallucinatoire. N'y aurait-il pas lieu de supposer que ces opinions se rattachent à deux sortes d'hallucinations différentes, les psychomotrices et les psychiques vraies ?

3° *Hallucinations hypnagogiques.* — Nous avons déjà parlé des hallucinations hypnagogiques, aussi reviendrons-nous sur ce sujet que pour indiquer la place qu'elles doivent occuper dans le développement de l'état hallucinatoire.

Elles réclament, pour se produire, un état beaucoup moins avancé que les phénomènes précédents.

Ce sont, du reste, de véritables hallucinations, quoique se produisant à un moment déterminé, et nous pouvons leur reconnaître, non seulement les mêmes causes, mais encore les mêmes degrés et les mêmes qualités qu'aux autres hallucinations.

Suivant que l'état hallucinatoire est moins développé, elles sont plus ou moins fréquentes, plus ou moins nettes, plus ou moins fugitives et enfin, empiètent plus ou moins sur la période de la veille.

Muller constate que dans les hallucinations hypnagogiques, toutes les fois que l'halluciné ouvre les yeux sur le champ, et qu'il les dirige vers la muraille, les images persistent encore quelque temps, suivant les mouvements de la tête, puis, pâlissent et disparaissent.

Les conditions favorables à la production des hallucinations hypnagogiques, sont, du reste, les mêmes que celles des hallucinations en général : dispositions à la congestion, défaut de sommeil, travail opiniâtre, troubles circulatoires, etc...

Parfois, il est vrai, ces hallucinations semblent exister avec un état de santé en apparence le plus parfait. Mais, n'en est-il pas de même pour les hallucinations ?

En réalité, on se trouve toujours en présence d'un état pathologique souvent peu développé et transitoire, il est vrai, mais dont il sera le plus souvent, facile de découvrir la cause.

Ce qui prouve que c'est bien toujours le même état, en présence duquel nous nous trouvons, ce n'est non seulement l'identité de causes, la similitude de manifestations, mais encore :

1° La fréquence des hallucinations hypnagogiques, comme signe d'invasion de la folie chez les prédisposés (Baillarger, Obs. 1, 2, 3, 4), et en particulier de la folie avec hallucinations ;

2° Le passage de l'hallucination hypnagogique à l'hallucination ordinaire, chez le même malade, ou inversement, suivant que l'état empire ou s'atténue.

Moreau cite deux malades qui, ayant été soumis au traitement par le datura, voient disparaître d'abord des hallucinations de la veille et gardent pendant quelque temps encore des hallucinations hypnagogiques.

« Enfin, fait observer Maury ([1]), il y a comme un lieu de passage entre l'hallucination hypnagogique et l'hallucination ordinaire, chez certains individus au système nerveux très surexcité.

L'hallucination, qui était d'abord hypnagogique, se produit ensuite dès que le malade ferme les yeux, ou encore dans l'obscurité, ainsi que le constate le Dr Cheyne chez plusieurs femmes.

4° *Rêves*. — Je ne veux pas reproduire ici tout ce qui a été dit concernant l'analogie qui existe entre le rêve et la folie. La

(1) MAURY. *Sommeil et rêves*, p. 55-60.

folie, a-t-on dit, est le rêve de l'homme éveillé ; cela est bien possible. Pour moi, je ne cherche à montrer qu'une chose ; c'est que l'état hallucinatoire, bien avant de se manifester sous une autre forme, se montre déjà parfois dans le rêve, pathologiquement développé.

Baillarger distingue deux sortes de rêves : les uns simples et purement intellectuels ; les autres, accompagnés d'hallucinations.

« Dans les rêves simples, on a, dit-il, des hallucinations incomplètes et différant des véritables hallucinations par l'absence de phénomènes sensoriels ; les sensations, dans ces cas-là, sont toutes intérieures. Dans les autres cas, au contraire, les sensations sont extérieures. »

On le voit, nous retrouvons ici sous une autre forme, la division des hallucinations, d'après cet auteur, dans l'hallucination psychique et l'hallucination psycho-sensorielle ; seulement le rêve étant un phénomène qu'il nous a été donné à tous d'observer, peut-être serait-il plus facile de nous convaincre sur ce terrain, que sur celui des hallucinations de la veille.

Pour nous, nous dirons simplement qu'il y a deux sortes de rêves : les uns donnant des images faibles ; d'autres, sous l'influence d'un état pathologique ou transitoire, ou durable, nous donnant des images fortes.

A présent, si nous cherchons les causes susceptibles de transformer les images faibles en images fortes, nous retrouverons toutes celles que nous avons indiquées, comme capables de développer l'état hallucinatoire (toxiques, fièvre, fatigue exagérée, etc.).

Si nous cherchions dans les caractères du rêve pathologiquement développé, nous y retrouverions tous ceux de l'hallucination, mais ce travail a déjà été fait avec trop de soins, pour que nous nous permettions d'y revenir.

Nous ne ferons donc que signaler, quelques modifications, que l'état pathologique fait subir au rêve.

Le rêve, en général, celui que Baillarger appelle le rêve intellectuel, est de beaucoup inférieur à l'hallucination, sous le rapport de la précision, de la netteté de forme et de la fixité des images ; mais tous ces caractères s'acquièrent peu a peu, en présence de l'état hallucinatoire.

La netteté de l'image devient bientôt suffisante pour entraîner la conviction, qui peut durer même un temps assez long après le réveil. L'on voit; alors, le souvenir du rêve, ordinairement très fugace, persister. Le nombre des figures diminue. Bientôt ce sera la même image, qui, se représentant pendant un nombre plus ou moins considérable de nuits, et souvent à la même heure, viendra d'autant plus fortement impressionner le malade.

Enfin, la durée du rêve augmentera, celui-ci empiètera de plus en plus sur la période hypnagogique, et même sur celle de la veille. Parfois même, il deviendra impossible, ainsi que le faisait remarquer Lasègue, pour les alcooliques, de savoir où commence le rêve et où finit l'hallucination, le malade rêvant à son hallucination et ayant l'hallucination de son rêve.

Maury fait remarquer que les nuits où l'on rêve davantage, sont aussi celles où l'on éprouve le plus d'hallucinations hypnagogiques. L'un et l'autre, en effet, se développent à la suite des mêmes causes, et sont les manifestations d'un même état. Il est probable cependant, que le rêve peut se développer pathologiquement bien avant l'apparition de la première hallucination.

Nous avons démontré les rapports intimes qui unissent parfois la folie et l'état hallucinatoire, et nous avons dit que souvent le délire était, soit la cause, soit la conséquence de l'hallucination, que celle-ci venait aider le délire à se développer, et qu'inversement, celui-ci contribuait pour une large part à la production des hallucinations. Or, dans ces conditions, étudier les rapports que le rêve a avec l'aliénation. c'est presque étudier ce qu'il offre avec l'état hallucinatoire.

L'importance du rêve, comme symptôme précurseur de la folie, n'échappe à personne. Il n'est pas rare, en effet, de rencontrer des malades qui font remonter à leurs rêves l'origine de leur délire, et, chose remarquable, la folie chez ces sujets atteints de cauchemars dès le début, se caractérise surtout par des hallucinations,

Inversement, on voit encore persister pendant longtemps les cauchemars, après la disparition des hallucinations, ce sont les derniers vestiges d'un état hallucinatoire, qui va tous les jours s'atténuant. Chez l'alcoolique, l'on ne saurait affirmer la guérison de la maladie avant la disparition du cauchemar, et cela se conçoit, puisque dans cette forme, l'état hallucinatoire à lui seul constitue presque toute la maladie.

Chez les mélancoliques, il est presque de règle de voir persister le cauchemar après un rétablissement, en apparence presque complet ; ce n'est qu'au bout d'un certain temps que les songes, eux-aussi, disparaissent. Du reste, les rêves peuvent avoir la même influence sur le délire, que l'hallucination de la veille, tout comme elle, ils finissent par fausser l'intelligence de l'individu, ou de l'affermir dans ses convictions délirantes.

Lorsque le rêve rompt le sommeil, le passage de l'illusion à la réalité, ne se fait pas brusquement, ce n'est qu'insensiblement que s'évanouit le songe.

Enfin, dans beaucoup de cas semblables à celui de l'alcoolisme, il est impossible au malade de distinguer les deux états, le rêve empiétant de plus en plus sur la veille. Il n'est pas rare de rencontrer des malades semblables à celle de Baillarger (¹) : « Elle ne peut dire si elle veille ou si elle dort quand tout cela se passe. Elle entend tout ce qui se fait autour d'elle, et quand elle ouvre les yeux, il lui semble n'avoir point cessé de veiller, elle n'éprouve pas la sensation toute particulière du réveil ».

Chez notre mangeur d'opium, il s'établit, dit-il, une sympathie entre l'état de veille et l'état de rêve, et cette sympathie est telle qu'il ne peut distinguer l'un de l'autre.

Est-il possible de douter encore que ce soit bien le même état hallucinatoire qui se manifeste dans tous les cas ?

En résumé, nous voyons qu'il existe dans tous les cas, un seul et même état hallucinatoire qui se manifeste à nous, dans

(1) BAILLARGER, Obs. 17.

certains rêves, l'hallucination hypnagogique, l'hallucination psychique, certaines illusions et enfin l'hallucination vraie.

De plus, dans chacun de ces phénomènes, nous retrouvons des degrés de netteté, de fréquence et de qualité, allant depuis l'ébauche même du phénomène, jusqu'à sa forme la plus parfaite.

Nous avons démontré enfin, que, non seulement chacune de ces manifestations, mais encore chacun des degrés de ces mêmes manifestations correspondait à un plus ou moins grand développement de l'état hallucinatoire.

Un malade ne présente jamais, ou presque jamais, cet échelonnement gradué de phénomènes, dont nous venons de parler, ce serait un malade type, et ce malade n'existe pas.

Cependant nous voulons démontrer qu'il est parfois facile de suivre l'évolution de cet état, c'est pourquoi nous citons deux observations : l'une est celle bien connue de Nicolaï, le libraire de Berlin ; l'autre est celle d'un toxique qui nous raconte lui-même son histoire.

«Pendant les premiers jours de l'année 1790, j'avais eu des chagrins qui m'avaient fortement affecté ; le Dr Selle qui avait coutume de me tirer du sang deux fois par année, avait jugé convenable de ne pratiquer cette fois qu'une seule émission sanguine. Le 24 février 1791, à la suite d'une vive altercation, j'ai aperçu tout à coup à dix pas, une figure de mort...., l'apparition dura 10 minutes. A 4 heures de l'après-midi la même vision se reproduit.... A 10 heures, je distinguai plusieurs figures.... Lorsque la première émotion fut passée, je contemplai les fantômes, les prenant pour ce qu'ils étaient réellement, les conséquences d'une indisposition.... Le lendemain, la figure de mort fut remplacée par un grand nombre d'autres figures.... Environ 4 semaines, après le nombre de ces apparitions augmenta ; je commençai à les entendre parler, quelquefois elle conversaient entre elles, le plus ordinairement elles m'adressaient la parole....

Il fut décidé qu'une application de sangsues me serait faite, ce qui eut lieu en effet le 20 avril 1791, à 11 heures du matin.

Le chirurgien était seul avec moi durant l'opération, ma chambre se remplit de figures humaines de toutes espèces ; cette hallucination continua sans interruption jusqu'à 4 heures 1/2, époque à laquelle ma digestion commençait. Je m'aperçus que les mouvements de ces fantômes devenaient plus lents. Bientôt après, ils commencèrent à pâlir, et à 7 heures, ils avaient pris une teinte blanche ; leurs mouvements étaient très rapides quoique leurs formes fussent aussi distinctes qu'auparavant. Peu à peu ils devinrent plus vaporeux, parurent se confondre avec l'air, tandis que quelques parties restèrent encore visibles pendant un temps considérable. A environ 8 heures, la chambre fut tout à fait débarrassée de ces visiteurs fantastiques. »

Ainsi s'exprime à son tour le mangeur d'opium : « La première chose qui me força de remarquer en moi un changement notable, fut le retour de ces visions auxquelles l'enfance seule où les grands états d'irritabilité sont sujets.

Dans le même temps, un changement reparut dans mes rêves ; un théâtre semblait tout à coup s'ouvrir et s'éclairer dans mon cerveau et me présenter des spectacles de nuit d'une splendeur plus qu'humaine...,

Il me semblait chaque nuit que je descendais, non pas en métaphore, mais littéralement dans des souterrains et des abîmes sans fond, et je me sentais descendre sans jamais avoir l'espérance de pouvoir remonter. Même à mon reveil je ne croyais pas avoir remonté....

Le cadavre arrivait jusqu'à moi sans parler et se couchait sur moi ; c'était alors une sensation effroyable, un cauchemar dont rien ne saurait approcher ; car outre le poids de sa masse informe dégoutante, je sentais une odeur pestilentielle découler des baisers dont il me couvrait...

Les circonstances les plus minutieuses de l'enfance, les scènes oubliées de mes premières années, revenaient souvent dans mes songes ; je n'aurais pu me les rappeler, car si on me les avait racontées le lendemain, je les aurais cherchées vainement dans ma mémoire, comme faisant partie de ma propre expérience.....

Au moment où s'augmentait la faculté de créer, dans mes

yeux, une espèce de sympathie s'établissait entre l'état de rêve et l'état réel où je me trouvais..,.

Tous les objets qu'il m'arrivait d'appeler et de retracer volontairement dans l'obscurité, étaient aussitôt transformés en apparition....

Je la voyais paraître comme un fantôme et par conséquent apparemment inévitable, une fois ainsi tracée en couleurs imaginaires, comme un mot écrit en encre sympathique, elle arrivait jusqu'à un éclat insupportable qui me brisait le cœur,

A la fin, je ne pouvais penser à une chose dans les ténèbres, sans qu'aussitôt elle m'apparut comme un fantôme. » (¹)

Nous aurions pu étudier l'état hallucinatoire dans les diverses formes mentales, mais ce travail nous aurait entraîné trop loin,

Aussi imparfaite qu'a été cette étude sur cet état très mal connu que nous avons nommé l'état hallucinatoire, je crois qu'elle aura été suffisante, pour que je puisse, à présent, affirmer que s'il est un état pathologique capable de transformer les images faibles de la représentation mentale normale, en images fortes égales en tous points aux hallucinations, c'est l'état hallucinatoire.

(1) L'anglais mangeur d'opium. Paris 1828.

CHAPITRE V

DÉVELOPPEMENT DE LA REPRÉSENTATION MENTALE
LES EXAGÉRATIONS PATHOLOGIQUES

Lorsque nous avons étudié la représentation mentale, nous avons pris pour sujet d'observation le type le plus commun, celui qui se sert à la fois, dans l'exercice ordinaire de ses facultés intellectuelles, des différentes mémoires, celui qui pense indifféremment avec des images visuelles, auditives ou motrices ; c'est le type indifférent de Charcot.

En réalité, le type absolument indifférent, se rencontre très rarement dans la pratique ; nous avons tous une prédilection marquée pour telle ou telle sorte d'image. Cependant, il est des circonstances qui viennent, chez certains individus, exagérer à un tel point cette prédilection, que ceux-ci semblent faire un usage presque exclusif de l'une ou de l'autre de ces images.

Chez ces personnes, nous allons voir se passer alors ce que nous observons dans l'organisme, lorsqu'un organe compensateur est obligé de suppléer à la fonction de plusieurs autres organes ; nous aurons une véritable hypertrophie d'une mémoire, se développant aux dépens des autres.

On naît ou l'on devient auditif, visuel ou moteur. Il n'est presque plus mis en doute par personne, aujourd'hui que nous héritions de nos ancêtres, de dispositions organiques particulières ; que chez chacun de nous, il existe une aptitude spéciale à recevoir certaines impressions plutôt que d'autres. Or, ceci est en tous points applicable à l'exercice des diverses mémoires, et nos pères nous lèguent des dispositions auditives, visuelles ou motrices, qui ne font, du reste, que s'exagérer par l'habitude.

Mais l'on peut naître indifférent et devenir auditif, visuel ou moteur, et cela dans deux conditions données. La première. c'est lorsque, à la suite de l'exercice quotidien, d'une de nos mémoires, nous la développons aux dépens des autres, ainsi que cela se passe chez les peintres et chez les musiciens.

La seconde. c'est lorsque, à la suite d'un trouble pathologique, tel que l'aliénation mentale, l'exercice forcé d'une des mémoires, nous oblige à la développer,

Certes, je ne nie pas que bien des peintres et des musiciens ne deviennent l'un et l'autre, parcequ'ils étaient déjà visuels ou auditifs ; je ne nie pas non plus que beaucoup d'aliénés ont plutôt des hallucinations d'un sens que de l'autre, parcequ'ils étaient déjà visuels ou auditifs, mais je crois qu'alors même qu'ils ne l'auraient pas été, ils étaient dans de bonnes conditions pour le devenir.

Quoiqu'il en soit, il est indéniable que chez certaines personnes, le cerveau retient plus facilement la sensation sous la forme d'une image, que sous celle d'une autre, et que cette image est reproduite par la représentation mentale avec une vivacité, une netteté, je pourrais même dire une extériorité de beaucoup supérieure à celle des autres hommes.

Mais, nous avons dit que l'on pouvait devenir auditif, visuel ou moteur par l'exercice, et développer ainsi l'image intérieure.

M. Boisbaudran ('), professeur à l'école impériale de des-

_____

(1) BRIERRE DE BOISMONT. *Ann. m. ps.* 1856 — 298.

sin, a eu la pensée de se servir de cette faculté pour les progrès de ses élèves. Il met devant eux un modèle et leur dit de le bien examiner, puis, au bout de quelques minutes, il le leur enlève et les fait dessiner de mémoire.

Voici les réponses des élèves aux questions qu'il leur a adressées sur ce procédé.

D. — Lorsqu'après avoir étudié votre modèle, il vous est retiré, et que vous cherchez à le dessiner de mémoire, quel moyen employez-vous, et quel est votre guide ?

R. — Je cherche à me figurer mon modèle, mais je ne le vois que confusément. Je le vois mieux en fermant les yeux.

D. — Comment faites-vous quand votre modèle est trop confus ou disparaît ?

R. — Je fais effort, et il devient plus visible ; quelquefois, il m'échappe tout à fait, mais avec de la peine, je parviens à le faire revenir.

D. — Voici quatre mois que vous vous exercez, éprouvez-vous toujours autant de peine ?

R. — Non, l'image est beaucoup plus distincte que dans les premiers temps, et si elle s'en va, je la fais revenir presque à volonté.

Les peintres, et surtout les peintres de talent, qui sont des visuels, possèdent au plus haut point, non seulement cette vivacité extraordinaire de l'image, mais encore la faculté de la fixer et de l'évoquer presque à volonté.

Tout le monde sait qu'Horace Vernet était des mieux doués sous ce rapport. M. Bamboccio (¹), qui était du reste bon musicien, comme peintre, avait une telle mémoire et une telle facilité, qu'il lui suffisait de regarder un objet pour en reproduire, même longtemps après et avec une grande fidélité, la forme et la couleur.

Raphaël (²), voyait devant lui, suivant un passage d'Abercombie, le tableau de la transfiguration, au moment de la peindre ; il dit, dans une lettre à son ami Castiglione, que

(1) Em. Michel. *Revue des Deux-Mondes*, 1884.
(2) Brierre de Boismont. *M. p.*, 1856.

l'impossibilité de trouver des modèles qui puissent poser pour ses madones, le forçait de prendre dans son esprit, le type de ses créations.

Léonard de Vinci, chargé par le supérieur d'un couvent de Milan, de faire le tableau de la scène ; après avoir travaillé avec ardeur, s'arrête tout à coup, des journées entières, devant le tableau, les bras croisés et pensif. L'on vint lui en faire l'observation, et il répondit que les grandes pensées se formaient dans le laboratoire du cerveau et qu'il peignait bien plus immobile, que le pinceau à la main.

Michel Ange, dit-on, restait des journées entières à regarder dans les airs, l'image de sa giganstesque coupole.

Le peintre anglais Martinn (¹), voyait à l'avance les tableaux dont il avait médité la composition. Un jour, une personne se trouvant entre lui et le point où se trouvait sa vision, il la pria de se déranger, parcequ'elle lui cachait une partie du tableau, qu'il était occupé à reproduire.

Chez les musiciens de talent, qui sont naturellement des auditifs, nous trouvons la même vivacité, la même netteté dans l'image.

Ainsi s'exprime M. d'Ortigue, dans le *Journal des Débats* du 7 mars 1855. « Je venais de m'asseoir dans un vaste fauteuil, auprès de la cheminée, écoutant encore, en esprit, les chants de la fauvette qui, quelques instants auparavant, avaient frappé mon oreille dans la campagne ; ce chant réveilla dans mon âme les mélodies de la Pastorale, et me voilà assistant à une merveilleuse exécution de cette symphonie. Rien n'y manqua. Quelle justesse d'intonation ! Quelle précision ! Seulement les voix du grand orchestre de la nature venaient de temps en temps s'adjoindre à l'orchestre de Beethoven. »

Le Dr Buchez (²) ayant interrogé, au sujet de l'audition interne, un des chefs d'orchestre, des plus habiles et des plus connus du monde parisien, nous rend ainsi compte de ce qui lui fut répondu :

---

(1) BAILLARGER. *Mém. ac. méd.*, 1846, 332.
(2) BUCHEZ. *An. méd. ps.* 1856, 410.

« Ce chef d'orchestre avait lui-même cette audition interne, il entendait parfaitement, non seulement les accords et les successions d'accords, mais les sonorités orchestrales, qu'il entendait comme dans son oreille, non, de manière à être trompé sur l'origine des sons, mais de manière à en apprécier parfaitement la valeur symphonique et la signification orchestrale.

Je lui demandai alors ce qui lui arrivait lorsqu'on lui soumettait une partition nouvelle, ouverture de symphonie, comment, par exemple, en lisant seulement, et avant toute exécution préalable, il pouvait en déterminer la valeur, en apprécier l'effet.

» Cela est simple, me répondit-il ; à la première lecture, j'entends le quatuor, je l'entends dans mon oreille ; à la seconde lecture et dans les suivantes, j'ajoute successivement l'audition des effets des autres instruments, Quelquefois, il faut m'y reprendre à plusieurs reprises pour bien entendre l'effet des sonorités secondaires combinées avec la sonorité principale du quatuor ; mais j'y arrive toujours en m'y reprenant à plusieurs fois. » Il ajoute plusieurs autres considérations dont il résultait que, selon lui, avec de l'attention et de l'étude, tout musicien pourrait arriver à cette espèce d'audition interne, sans laquelle il n'existe un bon compositeur ou un bon chef d'orchestre. »

Jusqu'à présent, nous nous trouvons en présence de cas exceptionnels sans doute, mais dans lesquels nous n'oserions pas invoquer l'intervention de l'état hallucinatoire, quoique ce développement exagéré d'une faculté, la tension de l'esprit vers un même but, l'emploi même d'excitants chez les artistes, pourraient nous y faire penser. Un pas de plus, et nous entrons dans le cadre de la pathologie, je veux cependant, avant de le franchir, rappeler un cas qu'Abercombie (¹) cite, comme étant placé à l'extrême frontière de la conception normale, c'est celui du célèbre voyageur danois Niebuer.

(1) ABERCOMBIE.

Vieux, aveugle, paralysé, les souvenirs de ses voyages
étaient restés tellement présents à son esprit, que lorsque
ses amis lui entendaient raconter avec une exactitude et
une précision remarquables, les descriptions des sites qu'il
avait traversés dans sa jeunesse, ils ne pouvaient s'empêcher d'exprimer leur étonnement : « Il leur disait alors, raconte son fils, que lorsqu'il était couché dans son lit,
isolé des impressions extérieures, les tableaux qu'il avait
vus en Orient, passaient, repassaient sans cesse devant l'œil
de son esprit, de sorte qu'il n'était pas étonnant qu'il en
parlât comme s'il les avait comtemplés la veille. La teinte
foncée des nuits de l'Asie avec leur phalange d'étoiles bril-
lantes et étincelantes, la magnifique voûte azurée des jours
se réfléchissaient dans tout l'éclat de leurs couleurs, sur la
partie la plus intime de son âme, aux heures de calme et
d'obscurité. »

Nous avons dit que nous allions passer du cadre de la
physiologie à celui de la pathologie ; nous aurions voulu
éviter le passage brusque de l'un à l'autre et certainement
que si nous avions eu en mains un nombre suffisant d'observations, il nous aurait été facile de montrer, qu'ici comme
ailleurs, les limites entre l'état de santé et l'état de maladie, sont loin d'être rigoureuses.

Cependant, voici une observation que nous empruntons à
Ball (*Traité des maladies mentales 1880,*) et qui fait bien
voir qu'il est parfois difficile de dire où finit l'exagération
de la représentation mentale, et où commence l'hallucination vraie.

« Un peintre, qui avait hérité en grande partie de la clien-
tèle du célèbre Josué Reynolds, et se croyait un talent supérieur au sien, était si occupé, qu'il m'avoua, dit Wigan,
avoir peint dans une année 300 portraits, grands et petits.
Ce fait paraît physiquement impossible ; mais le secret de sa rapidité et de son étonnant succès, était celui-ci : il n'avait
besoin que d'une séance pour représenter le modèle. Je le
vis exécuter sous mes yeux, en moins de huit heures, le
portrait d'un monsieur que je connaissais beaucoup ; il était

fait avec le plus grand soin et d'une ressemblance parfaite.
Je le priai de me donner quelques détails sur son procédé,
voici ce qu'il me répondit :

« Lorsqu'un modèle se présentait, je le regardais attenti-
vement pendant une demi-heure, esquissant de temps en
temps sur la toile. Je n'avais pas besoin d'une longue séance.
J'enlevais la toile et je passais à une autre personne. Lorsque je voulais continuer le premier portrait, je prenais
l'homme dans mon esprit, je le mettais sur la chaise, où
je l'apercevais aussi distinctement qui s'il y eût été en réalité et je puis même ajouter, avec des formes et de couleurs
plus arrêtées et plus vives. Je regardais de temps à autre
la figure imaginaire et je me mettais à peindre, je suspen-
dais mon travail pour examiner la pose, absolument comme
si l'original eût été devant moi ; toutes les fois que je je-
tais les yeux sur la chaise, je voyais l'homme.

Cette méthode m'a rendu très populaire ; et comme j'ai
toujours attrappé la ressemblance, les clients étaient enchan-
tés que je leur épargnasse les ennuyeuses séances des autres
peintres.

Peu à peu je commençai à perdre la distinction entre la
figure imaginaire et la réelle, quelquefois je soutenais aux
modèles qu'ils avaient déjà posé la veille. A la fin, j'en fus
persuadé et puis tout devint confusion. Je suppose qu'ils pri-
rent l'alarme..,. je ne me rappelle plus rien.... je perdis l'esprit et restais 30 ans dans un asile. »

Cette observation prouve même plus que je ne cherche à
prouver pour le moment. Je ne prétends pas, en effet, que
dans tous les cas, l'hallucination ne soit que le résultat d'une
représentation mentale transformée, je dis seulement que cette
dernière se développe parfois, d'une façon tout à fait anormale, sous l'influence de l'état hallucinatoire.

Très souvent, du reste, l'halluciné a, d'une part, des hallucinations vraies, et d'autre part, une exagération maladive de
la représentation mentale qui, pour toute puissante qu'elle
soit, n'égale pas ces hallucinations spontanées. Tel est le
malade de Séglas, dont nous citons plus loin l'observation,

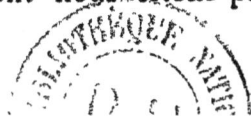

7

qui, à côté de l'hallucination visuelle verbale très nette, a une
représentation visuelle tellement vive, qu'il lui suffit de
regarder un objet pour la photographier de suite dans l'espace. Tel est encore notre malade halluciné de l'ouïe et
de la vue, qui, à certains moments, a, volontairement, des
images égalant presque la réalité, et, involontairement, des
hallucinations qui lui sont en tout semblables.

J'ai dit que c'était sous l'influence de l'état hallucinatoire, que se produisaient ces modifications, et non sous
celle de l'hallucination.

Cotard (¹), en effet, note la perte de la vision mentale
chez deux mélancoliques anxieux.

Charcot (²), avant lui, avait signalé le même fait.

Il y a probablement là une cause qui vient enrayer les
effets de l'état hallucinatoire. Je tiens pourtant à faire remarquer que chez le malade de Charcot, comme chez celui
de Cotard, la perte de la vision mentale semble avoir été
précédée d'une exagération notable de cette même faculté.

En résumé, après avoir affirmé et établi qu'aucun rapprochement immédiat n'était possible entre un phénomène
physiologique et un phénomène pathologique, que les rapports, dans ces conditions, comme dit Baillarger, ne sauraient être entre la représentation mentale et l'hallucination, que du genre de ceux qui unissent l'ombre et le
corps ; nous adressant ensuite à la pathologie, nous avons
voulu savoir si le phénomène pathologique (hallucinatoire)
ne pouvait offrir des formes, des degrés qui, dans certaines circonstances, pouvaient être assimilables à un phénomène physiologique à son tour pathologiquement transformé.

Or, durant cette étude, nous avons pu constater *qu'on
ne pouvait d'une part, trouver de signes différentiels entre la représentation mentale et l'hallucination, ni dans l'exercice involontaire
de la mémoire et de l'imagination, ni dans la suspension momen-*

---

(1) *Archives de Neur.*, 1884, n° 21.
(2) CHARCOT. *Prog. Méd.*, 21 juill. 1883.

tanée des sens externes, ni dans la croyance des malades à la réalité de leurs fausses perceptions. D'autre part, nous avons vu que l'hallucination elle-même, loin de produire toujours une image aussi claire, aussi nette, aussi précise qu'on a bien voulu le dire, se manifeste sous ce rapport avec des degrés très divers.

L'état hallucinatoire lui-même nous montre, dans ses modes de manifestations, une multitude de phénomènes autres, qui offrent, avec des hallucinations proprement dites, des rapports les plus intimes, et qui, indices d'un état pathologique moins développé, nous présente les mêmes caractères, à un moindre degré.

Reprenant alors l'étude de la représentation mentale, nous la voyons à mesure que nous avançons sur le terrain pathologique, se développer dans les mêmes conditions, et l'image acquérir bientôt une vivacité, une extériorité égales à celles de certaines hallucinations vraies. Et cela bien que d'après les définitions établies que nous voulons respecter, l'on ne range sous le nom, d'hallucinations, que les images spontanées. Or, nous avons déjà fait remarquer, que même dans l'exercice normal de la mémoire et de l'imagination, les images spontanées étaient toujours plus fortes que les autres.

Mais nous voulons pousser plus loin encore cette étude, et voir la représentation mentale tout à fait sous l'influence de l'état hallucinatoire. Nous voulons voir ce dernier caractère que l'on a appelé l'influence de la volonté, et qui n'est en réalité qu'une plus grande facilité dans l'évocation indirecte, s'évanouir.

C'est ce que nous permettra de constater l'étude des hallucinations, dites volontaires.

CHAPITRE VII

HALLUCINATIONS VOLONTAIRES

Si l'on regarde l'hallucination comme résultant de l'action directe d'une cause pathologique sur l'un des centres de mémoire, on doit la considérer *à priori*, comme involontaire. Mais nous nous sommes déjà attachés à démontrer, et les observations qui suivent le démontrent mieux que toute espèce de raisonnement, que, dans beaucoup de cas, on doit regarder l'hallucination comme la conséquence de la réaction exagérée des centres corticaux (pathologiquement modifiés) sous l'influence d'une excitation intellectuelle. Or, il résulte clairement de notre étude antérieure, que même, dans le cas où les hallucinations trouveraient leur point de départ dans une opération intellectuelle, elles ne pourraient être en aucune façon, dites volontaires, au sens strict du mot.

Cependant, si la volonté n'a aucune action directe et immédiate sur la formation des images, il n'en est pas moins vrai que nous avons le plus souvent le pouvoir de fixer les images, ou même de les faire revivre, en nous mettant pour cela dans une position favorable. C'est en ce sens là que la représentation mentale a été dite volontaire et c'est dans ce même sens que nous appliquerons ce mot aux hallucinations.

Ce que nous trouvons de plus curieux, c'est que ce sont précisément les partisans de la théorie psycho-sensorielle, ceux qui, par conséquent, reconnaissent un rôle à l'intelligence dans la production des hallucinations, ceux qui admettaient même des hallucinations purement psychiques, qui refusent à la mémoire et à l'imagination, le pouvoir de se manifester selon ses modes ordinaires, pendant le phénomène hallucinatoire.

L'image, d'après eux, devrait toujours être une image spontanée, or, pourquoi, si le cerveau intellectuel joue un rôle, l'image évoquée ne pourrait-elle pas produire le même résultat?

Cependant, quelques rares auteurs, partisans de la théorie psycho-sensorielle, adoptent cette façon de voir ; mais je crois que parmi les adhérents à la théorie corticale, bien peu voudraient l'accepter.

Il ne faut pas croire, dit Marcé [1], que l'exercice involontaire de la mémoire et de l'imagination soit dans tous les cas nécessaire à la production des hallucinations; la science possède quelques cas exceptionnels où l'attention et la volonté ont exercé une influence positive sur la production de ce phénomène.

« Une fois, dit Maury [2], que l'idée image a acquis, par suite de l'excitation des sens intérieurs, tant de vivacité, qu'elle paraît comme un objet extérieur, autrement dit, une fois que les retentissements des sensations qui en sont la condition deviennent aussi fortes que la sensation même, il suffit à l'esprit de s'arrêter quelque temps à une idée pour qu'elle devienne sensation.

C'est ce qu'on remarque chez certains aliénés qui ne tendent pas à voir réellement ce à quoi ils pensent, et peuvent ainsi produire en eux des hallucinations volontaires pour tous les

(1) MARCÉ.
(2) MAURY.

ordres d'idées liées à l'exaltation des sensations internes correspondantes. »

Michéa croit que les hallucinations volontaires sont très rares ; qu'on ne peut avoir d'hallucinations volontaires avant d'en avoir eu de spontanées et d'involontaires ; que si la volonté a de l'influence sur l'objet de l'hallucination, elle n'a aucun empire sur la disposition hallucinatoire.

La volonté n'est pas étrangère d'une façon absolue, à la production des hallucinations. Elle ne peut pas déterminer primitivement et directement la disposition hallucinative ; mais cette disposition, une fois établie, elle peut commander à l'objet de l'hallucination.

Brosius de Bendorf dit même, qu'avec une volonté ferme, l'on peut parfaitement produire des hallucinations. Sur ce point, nous ne saurions adopter les idées du célèbre aliéniste allemand, car nous croyons la volonté absolument impuissante, s'il n'y a pas eu modification pathologique préalable plus ou moins profonde, plus ou moins durable, des centres de la mémoire.

La volonté, dit Michéa, ne saurait créer la disposition hallucinative. Directement et immédiatement, non, mais la volonté, ferme et soutenue, de voir, par le fait même de sa prolongation, de la concentration de l'esprit sur un même point, devient une cause sérieuse de développement de l'état hallucinatoire.

Lorsqu'on lit la vie des Saints, en effet, on est étonné de voir que beaucoup, par leur désir d'avoir des visions, développent ainsi inconsciemment leur état hallucinatoire ; mais d'autres semblent presque chercher à développer exprès, cet état qu'ils savent propre à procurer des visions.

Nous avons déjà vu que certains malades étant sous l'empire de l'état hallucinatoire, peuvent en quelque sorte, à volonté, produire chez eux des hallucinations d'une façon tout à fait mécanique. Dans ces cas là, il est de toute évidence que la volonté n'a qu'une action tout à fait indirecte, le malade ne peut se procurer à volonté telle ou telle hallucination. Ces cas, relativement assez fréquents, ne doivent pas être confondus avec celui que je cite plus haut, dans lequel le malade commence par baisser la tête, et qui, une fois la tête basse se procure l'hallucination qu'il désire.

On pourrait peut-être rapprocher des cas précédents, ceux où une concentration profonde de l'attention fait surgir des hallucinations, sans toutefois avoir une prise quelconque sur la forme ou la nature de l'image. On dit à un halluciné d'écouter, il vous répond qu'il n'entend rien ; on le fait écouter à nouveau et souvent, après plusieurs tentatives, il finit par entendre.

Quoique Baillarger (1) reconnaisse que l'attention empêche l'hallucination de se produire, nous croyons cependant qu'il n'en est pas toujours ainsi ; un malade cité par cet auteur, s'exprime en ces termes : « Je crois, Monsieur, qu'il faut, lorsqu'on est doué de la faculté veillambulique, pour en tirer le plus grand parti, il faut, dis-je, trois conditions indispensables, qui sont la *confiance* ou la *foi....*, il faut en second lieu, une forte *volonté* d'entendre.... et enfin il faut toute *l'attention* dont on est susceptible. »

Certains malades en état hallucinatoire, en donnant à leur pensée une direction voulue, arrivent à diriger leurs hallucinations dans un sens donné.

Ainsi s'exprime un ami de Maury, (2) qui était sujet à des hallucinations hypnagogiques.

« J'ai dit que l'on parvient à prolonger la durée de ces visions fantastiques, assez pour les contempler. On peut même arriver à les évoquer et à en faire naître de certaines natures, en y conduisant à dessein sa pensée.

» Un soir, voulant tenter l'expérience, je pensais fortement à un portrait de Melle de Lavallière, que j'avais vu naguère à la Pinacothèque de Munich, et au bout de quelques minutes, comme je m'endormais, je vis la charmante figure de cette femme célèbre. mais sans pouvoir distinguer ni son vêtement, ni le bas de son corps.

(1) BAILLARGER, *Hallucinations*, p. 411.
(2) MAURY, *Sommeil et rêves*.

» Une autre fois je songeais aux clefs de l'écriture chinoise que j'avais apprises, et je ne tardai pas, en m'endormant, à voir trois de ces clefs.

» Tout dernièrement j'avais, durant la journée, rangé les livres de ma bibliothèque. Le soir, étendu dans mon lit, je songeais à ce long et fatigant rangement ; le sommeil m'a gagné et j'aperçois plusieurs rayons de ma bibliothèque sur lesquels étaient placés des livres la tête en bas et je vis les titres ; mais ne pus en lire aucun.

» Un de mes amis, sujet aux hallucinations hypnagogiques, m'a déclaré qu'il pouvait presque évoquer telle ou telle image à son gré. »

Donc, la volonté peut imprimer une direction à l'imagination qui réagit ensuite sur les perceptions dues à l'excitation sensorielle. Nous avons là un phénomène semblable à celui qui se produit dans l'extase.

Ceci pourrait, au premier abord, en imposer pour des hallucinations volontaires, cependant il est facile de se convaincre que dans ces cas là, la volonté n'a qu'un rôle tout à fait secondaire. Nous voyons, en effet, les hallucinations être en rapport avec les idées, les préoccupations des malades, mais ceux-ci ne peuvent prévoir à l'avance d'une façon absolument certaine, le genre de leurs hallucinations et le moment où elles doivent se produire. Cependant, il est incontestable que, grâce à des moyens détournés, les toxiques en particulier, peuvent diriger presque à leur guise le cours de leurs hallucinations. Les sorcières annonçaient leur départ pour le sabbat avant d'y aller ; les Orientaux ne connnaissent les visions voluptueuses que procure le hachisch, que lorsqu'ils le prennent au fond de leur harem, entourés de leurs femmes et sous le charme de la musique.

Avant d'aborder les hallucinations volontaires proprement dites, je veux dire quelques mots, de ce que M. Parant appelle des hallucinations volontaires et qu'il rattache à l'exercice inconscient de la mémoire et de l'imagination.

Les hallucinations, dit Cullerre (1), ont de telles connexions

(1) CULLERRE. *Maladies mentales.*

parfois avec le délire, qu'au lieu de se manifester automatique-
ment, elles attendent pour apparaître, que les malades les provo-
quent, en s'adressant à des êtres imaginaires, avec lesquels ils
soutiennent des conversations plus ou moins régulières.

C'est à cet ordre de faits que se rapporte l'observation de
M. Parant ([1]). Sa malade offre ce phénomène, qui, d'après nous,
n'est pas une extrême rareté chez les vieux hallucinés. Elle
pose des questions à ses voix et en reçoit des réponses conformes à ses idées. Voici les réflexions que suggère à cet auteur
l'observation qu'il publie.

« Elle croit à la réalité de ce qu'elle entend et n'admet pas
qu'elle soit hallucinée. Elle diffère donc beaucoup des autres
aliénés qui sont uniquement passifs en présence du phénomène
morbide, qui n'entretiennent pas de conversations suivies avec
leurs interlocuteurs invisibles, ou, à tout le moins, qui ne pro-
voquent pas, ne recherchent pas ces conversations. Elle joue un
rôle vraiment actif et une initiative évidente dans la production
de quelques-unes de ses idées délirantes.

Ces hallucinations provoquées, voulues, se produisent ici évidemment dans les conditions suivantes : La malade se formule
inconsciemment à elle-même ce qu'elle désire, ce qu'elle veut.

Dans cette disposition d'esprit, elle interpelle ses « majors»
qui lui font des réponses conformes à ses idées préconçues. Les
réponses préparées d'avance prennent corps aussitôt que la
question a été faite, et par suite des conditions morbides, de
viennent une hallucination véritable.

Dans tout ce qui s'est produit, il y a certainement une opération intellectuelle primordiale, une influence manifeste de
l'imagination sur la mise en activité des centres de perception.
(La nature et la variété même des réponses le prouvent). 1o Il
n'est pas possible de voir dans les hallucinations volontaires, le
résultat d'un simple automatisme, cette théorie est donc imparfaite comme n'étant pas applicable à tous les cas ; 2o jus-
tification des conclusions de Baillarger, à savoir que les hallucinations se produisent de dedans en dehors, c'est-à-dire sont

(1) M. PARANT. Ann. méd. psy. 1882.

conçues par l'intelligence avant de se localiser dans tel ou tel organe ; 3° la condition de l'hallucination ne serait pas l'exercice *involontaire mais inconscient* de la mémoire et de l'imagination.

En effet, cette malade met involontairement en exercice ses facultés mentales, mais cet exercice est tout à fait inconscient.

Une de nos malades, Mme M., cause journellement par la pensée avec le docteur B. Elle entend sa voix très distinctement dans son oreille. Souvent, non seulement elle converse avec lui, mais encore elle le voit très nettement au moment où il lui parle. Parfois, cependant, elle ne le voit pas en entier, elle ne distingue que sa tête ou que son buste, mais elle reconnaît toujours très bien les traits et les couleurs. Le docteur B. qui est, dit-elle, autorisé à causer par la pensée, répond toujours à ses questions et selon son désir. Lorsqu'il se trouve cependant, à une très grande distance, il emploie un autre procédé pour répondre aux questions. La malade n'entend plus, alors, aucun son, mais elle voit le docteur B. et, sur le plastron de sa chemise, se trouve la réponse en toutes lettres. Il y a dix ans, dit-elle, qu'elle jouit de ce pouvoir, qui ne fait que se développer tous les jours davantage.

Séglas cite aussi un exemple semblable : « Elle peut à volonté provoquer ses hallucinations de l'ouïe. Elle porte une question à haute voix en se tournant vers un point de l'espace.— Eh bien, parlez, répondez, ajoute-t-elle. — Puis, vous la voyez écouter en tendant l'oreille, la réponse de son interlocuteur imaginaire. Elle lui ordonne même de nous parler et refuse de croire que nous n'ayons pas saisi la réponse qu'elle a si nettement entendue ».

Ne doit-on pas ranger dans ces même hallucinations, celles de cette malade, qui, entendant une voix qu'elle croyait reconnaître pour celle du préfet de police, passait son temps à jouer avec lui, à l'aide de petits cailloux, à pair et à impair. Elle prenait bien garde, lorsqu'elle posait la question, de ne pas connaître elle-même le nombre des cailloux, car dans ces conditions le préfet de police gagnait infailliblement.

Nous arrivons à présent aux hallucinations volontaires proprement dites, à celles qui semblent naître sous l'influence d'un simple effort intellectuel du malade, lequel entend ou voit ce qu'il désire, avec autant de facilité qu'un individu normal peut se représenter mentalement tel ou tel objet, tel ou tel son.

Mais, avant de citer des observations, je désire une dernière fois bien préciser ce que j'entends par hallucinations volontaires.

Si tant est qu'un acte volontaire puisse exister, nous ne pourrions le concevoir que comme précédé de la délibération et suivie de l'exécution ; la volonté proprement dite consistant à faire passer la délibération à l'état d'exécution.

Or, si d'une part nous avons conscience que la volonté ne saurait exister, la délibération étant absente, il n'en est pas moins vrai que nous voyons celle-ci varier à l'infini, comme durée et comme profondeur suivant les cas. De même pour l'exécution, elle est indispensable pour témoigner que nous jouissons du libre exercice de notre volonté, mais elle offre des degrés très divers dans sa perfection.

Un acte parfaitement et idéalement soumis à l'empire de la volonté, serait celui que l'on pourrait commencer, finir, interrompre, modifier, continuer par un simple effort cérébral ; cependant, l'on s'accorde aujourd'hui à reconnaître pour volontaire, tout acte délibéré, ayant déjà subi un commencement d'exécution.

Un malade qui aura une hallucination après une délibération plus au moins longue, et, quelle que soit ensuite l'influence de volonté sur ce phénomène, sera toujours reconnu par un halluciné volontaire.

Nous avons déjà dit que l'hallucination, pas plus que la représentation mentale ou que la perception, ne saurait se produire sous l'influence directe de la volonté. Dès lors, ne reconnaissant qu'un rôle médiat à la volonté, nous pouvions désigner sous le nom d'hallucinations volontaires, toutes celles dont nous venons de parler, et en particulier celles qui se produisent d'une façon toute mécanique, chez les malades se trouvant déjà sous l'empire de l'état hallucinatoire. Non seulement, en effet, dans ces cas-là, la volonté a un pouvoir indirect sur la production des hallucinations, mais encore les malades peuvent oublier complètement les moyens employés pour atteindre le but.

Habitués à voir toujours les mêmes causes suivies des mêmes effets, nous finissons parfois par user d'une façon tout à fait automatique, de moyens donnés, pour atteindre un but; la délibération pour employer ces moyens est presque nulle, l'exécution presque inconsciente, et ce que nous voulons en réalité, c'est la fin et non les moyens.

Mais nous n'avons pas voulu que l'on puisse nous reprocher de nous écarter par trop de la façon dont procèdent ordinairement la mémoire et l'imagination ; *nous déclarerons donc, comme hallucinations volontaires, celles par lesquelles un individu peut voir un objet ou entendre un son avec autant de facilité qu'un homme normal se représente mentalement ce son ou cet objet.*

Pour chaque observation, nous prendrons soin de noter si :

Cette faculté est constante, ou ne se présente qu'à certaines périodes ;

La sensation est égale ou inférieure à la réalité ;

Le sujet peut, dans le cours de son hallucination, l'arrêter ou la modifier ;

Quel est le degré de croyance, en la réalité de l'objet perçu ;

S'il existe en même temps des illusions volontaires ;

Si, enfin, chez le même malade, dans les périodes où l'état hallucinatoire semble moins développé, la représentation mentale est normale.

Bodin ([1]) nous raconte que Jeanne Hervillier voyait le diable toutes les fois qu'elle le voulait; le peintre Blaké ([2]) évoquait les fantômes des rois et les faisait poser devant lui; Hoffmann, quand il composait, se *fantosmotisait* à volonté. Enfin, Jérôme Cardan voyait ce qu'il voulait et lorsqu'il le voulait.

Quoique nous jugions l'opinion de ce dernier comme tout à fait insuffisante pour nous prouver l'existence des hallucinations

[1] Bodin. *Démonomanie*, Paris 1597.
[2] *Revue encyclop.* 1830. Louise Bellec.

volontaires, nous tenons à citer un passage de son livre « *De Subtilitate* ».

Dégénéré, bègue, de corps débile, impuissant, superstitieux, fils d'halluciné, il était lui-même sujet à des hallucinations multiples.

Voici ce qu'il dit sur ce sujet, de ses hallucinations volontaires:

« *Quum volo, video, quæ volo, oculis non vi mentis; velut imagines illas de quibus dixi, quum infans essem, me videsse. Sed nunc credo ob occupationes, nec diu, nec perfectas, nec omnine semper quum volo, nec tamen nisi velim. Moventur autem perpetuo quæ videntur imagines. Itaque video, lucos animalia, orbes, ac quæ quoque cupio. Credo causam esse, vim virtutis imaginitricis visus que subtilitate.* »

Outre ces hallucinations spontanées, pendant certaines périodes, il peut se procurer à volonté des hallucinations de la vue, il voit ce qu'il veut, et cela avec ses yeux et non seulement avec son esprit.

Dans d'autres périodes, son état hallucinatoire semble moins fort, il n'a pas plus d'hallucinations spontanées, et dit qu'alors il ne saurait voir les images ni aussi longtemps, ni sous une forme aussi parfaite, ni même peut-être toutes les fois qu'il le voudrait. En un mot, l'hallucination volontaire se rapproche de plus en plus de la représentation mentale normale.

OBSERVATION II. — (Tirée de J. Moreau) de Tours. *Haschich*, p. 187). — Un anglais résidant dans l'Inde, qui, pendant un grand nombre d'années, s'était enivré tous les jours avec de l'opium, a décrit les sensations que lui faisait éprouver cette funeste habitude.

« Le premier changement que je remarquai en moi, dit-il, se manifesta par des visions. Ce fut vers le milieu de l'année 1817, que la faculté de me peindre dans l'obscurité toutes sortes de fantômes, vint décidément s'attacher à moi. Au moment où s'augmentait dans mes yeux la faculté de créer, une espèce de sympathie s'établissait entre l'état de rêve et l'état de veille où je me trouvais. Tous les objets qu'il m'arrivait d'appeler et de me retracer volontairement dans l'obscurité, étaient aussitôt transformés en apparition, de sorte que j'avais peur d'exercer cette faculté redoutable, car je ne pouvais penser à une chose dans les ténèbres, sans qu'aussitôt elle m'apparut comme un fantôme, une espèce d'assemblée, un cercle de dames, une fête et des danses, j'entendais dire ou je me disais : ce sont des dames anglaises du malheureux temps de Charles Ier. Ce sont les femmes et les filles de ceux qui se sont rencontrés dans la paix, se sont assis à la même table, alliés par le mariage ou le sang.

« Les dames dansaient et sautaient comme à la Cour de Georges IV. Cependant, je savais qu'elles étaient mortes depuis près de deux siècles. Tout à coup, en frappant des mains, j'entendais prononcer le formidable mot Consul romain, et venaient immédiatement Paulus ou Marius, entourés par une compagnie de centurions, à la tunique écarlate, et suivis des alalagenos des légions romaines ».

Nous voyons dans cette observation, ainsi que l'exprime si bien l'auteur, une sympathie s'établir entre l'état de rêve et l'état de veille, l'état hallucinatoire ayant envahi les deux, et se manifestant dans l'un et l'autre par les mêmes phénomènes.

Tout d'abord, l'anglais peut, à volonté, se donner l'hallucination qu'il veut dans l'obscurité ; il n'a pour cela qu'à faire l'effort cérébral que nous faisons tous, lorsque fermant les yeux, nous voulons nous représenter mentalement un objet, mais l'image chez lui, au lieu d'être une image faible et intérieure, devient une image forte et extérieure.

Plus tard, l'effort cérébral est devenu inutile, il ne peut plus penser à une chose sans en avoir immédiatement la représentation. C'est l'état hallucinatoire, sous sa forme la plus parfaite.

OBSERVATION III. — (Malade du docteur Voisin. Obs. citée par J. Moreau, de Tours. *Haschich*, p. 331). — « Lorsque je suis dans un accès, dit ce malade, j'aperçois devant moi des hommes qui me font d'horribles grimaces ou des gestes menaçants. Je les vois partout où je me trouve, seul, ou en compagnie. Je les vois aussi distinctement que cela pourrait m'arriver dans l'état normal. Ils me causent de la frayeur, parce que je ne puis m'empêcher de croire à leur existence. Quand l'accès touche à sa fin, j'ai parfois le courage d'aller vers l'endroit où je les vois ; alors la vision disparaît, et je reconnais mon erreur. Si je suis contraint de garder la chambre, je vois des personnes partout, sur les chaises, dans les angles des murs, dans mon lit et toutes sortes de figures dans les glaces, à la chandelle surtout. Si je veux lire ou écrire, je ne le fais qu'avec une peine extrême, car mes yeux s'obscurcissent et ma main, comme tous mes autres membres, est agitée de mouvements nerveux. Je vois quelqu'un à côté de moi (la vision est toujours à ma droite), j'entends la respiration.

Souvent, tremblant de frayeur, je reste des heures entières sans oser remuer ; quelquefois n'y tenant plus, j'allonge vivement le bras vers l'endroit, comme pour atteindre le fantôme, qui disparaît aussitôt.

Durant sept ou huit nuits consécutives, je ne goûte pas un instant de sommeil. Quand l'accès est sur son déclin, j'ai peu de sommeil, presque toujours troublé par un pénible cauchemar, dont je sors par un effet extraordinaire ; on dirait un ressort qui éclate, qui se brise dans ma tête avec un bruit violent. Je ne puis comparer ce bruit qu'à l'explosion d'un pistolet ; j'en éprouve néanmoins un soulagement. La nuit d'après, je dors mieux, mais je suis assiégé par des rêves extrêmement pénibles, qui m'impressionnent autant que la réalité. Il est rare que je me réveille sans me trouver inondé de larmes ou bien riant aux éclats. Enfin mon sommeil finit par ne plus être troublé par rien.... L'accès est passé.

Les hallucinations de l'ouïe sont plus fréquentes que celles de la vue ; elles ont lieu principalement pendant la nuit. Ce sont des injures, des railleries. On se moque de moi, de la manière misérable dont je suis vêtu ; on compare ce que j'étais, ce que j'aurais pu être, avec la position où je me trouve actuellement. Je n'entends pas toujours des paroles fâcheuses ; on m'adresse aussi des consolations, on me plaint, on cherche à relever mon espoir ; par dessus toutes ces voix, j'en entends une grave, imposante, qui ne cesse de me prédire et cela dans tous mes accès, qu'un jour enfin, je serai à ma place dans la société, que je deviendrai très riche et puissant.

Cette voix me fait tant d'impression que, même jouissant de toute ma raison, de la plénitude de ma santé, je ne puis m'empêcher de croire encore à toutes ces richesses et à cette jouissance que l'on me promet.

Souvent aussi, des voix répondent à mes pensées. Il n'est pas rare que je tienne conversation, moi parlant à haute voix, répondant ou questionnant, suivant ce que j'entends.

Quand je suis dans la rue, je me crois l'objet de l'attention de tous les passants. Si je vois deux ou trois personnes causer ensemble, c'est de moi qu'elles parlent ; elles se concertent sur les moyens de me faire du mal, etc.... Je crains d'être assailli, assassiné... »

D. — D'après ce que je viens de lire, il paraît que vous appréciez l'état dans lequel vous êtes ?

R. — Parfaitement ; c'est le résultat de mon imagination excitée.

D. — Mais vous dites que vous voyez et que vous entendez aussi distinctement que si les objets étaient réels ; et entre les impressions de sens, soit de la vue, soit de l'ouïe, et cet acte mental qui consiste à imaginer, voir ou entendre, il y a, vous en conviendrez, une différence fondamentale.

Ce sont deux faits psychologiques que vous ne sauriez confondre.

R. — Je ne les confonds pas non plus. Cela est en effet, dans l'état ordinaire ; mais je dis que, par suite de la maladie, du désordre survenu dans mon esprit, mon imagination acquiert la faculté de se représenter les objets au naturel, comme si ces objets existaient réellement. Je vois et j'entends de la même manière que nous voyons et que nous entendons dans les rêves ; aussi m'arrive-t-il quelquefois d'avancer la main pour saisir les objets ; mais ils s'évanouissent tout à coup, et comme cela arrive encore dans les rêves, quand on est réveillé en sursaut.

Il me semble que je rêve tout éveillé ; je ne puis mieux m'exprimer pour faire bien comprendre ce que j'éprouve.

Au reste, cette puissance de l'imagination, qui paraît si fort vous surprendre, est un fait beaucoup moins étonnant pour moi, tant j'y suis pour ainsi dire accoutumé. Ainsi, je puis me donner à volonté une foule d'hallucinations. Dans le silence de la nuit, les yeux fermés, la tête dans les mains, je concentre toute ma puissance imaginative vers l'objet que je veux me représenter ; cet objet ne m'apparaît pas, tout d'abord, bien distinct, tel que je le veux ; mais à la fin, je le vois aussi clairement, aussi frappant que les objets réels qui sont sous mes yeux en plein jour, Ainsi donc, à ma volonté, j'évoque la représentation d'une personne que je connais, d'un paysage quelconque, que je l'ai vu ou non, d'une armée rangée en bataille, etc.

D. — Ne se passe-t il rien en vous-même, quand vous avez vos visions ? Votre tête est-elle dans son état ordinaire ?

R. — Oh ! vraiment non. J'ai de grandes chaleurs, mon cerveau est en ébullition. Voyez ce que j'ai dit dans mon manuscrit : « Outre l'exaltation et l'imagination représentative, j'ai une surabondance d'idées qui se pressent, se heurtent dans mon cerveau ; ce qui provient, selon moi, de l'exaltation et de l'imagination de pensées ».

De temps à autre, tous les mois à peu près, c'est comme cela que mon accès commence : je me sens disposé à parler, à chanter, à dire une foule de choses qui me passent par la tête ; mais je sens que cela serait ridicule et je me retiens. Mais ce que je ne puis absolument empêcher, ce sont des visions, qui alors, me tourmentent horriblement.

D. — C'est-à-dire que, cette fois, vos visions sont tout à fait involontaires ?

R. — Sans doute.

D. — Mais, lorsque vous n'êtes pas sous l'influence de cette excitation, vous n'avez donc jamais de visions ?

R. — Non, à moins, comme je vous le disais tout à l'heure, que je fasse des efforts pour cela.

D. — Essayez maintenant ?

R. — Il va s'asseoir près du lit, cache à moitié sa tête sous son oreiller, puis après quelques minutes : « Cela m'est impossible aujourd'hui, dit-il, je ne le pourrai que d'ici à quelques jours, quand mon accès approchera.

D. — Mais alors votre ébullition du cerveau reviendra ?

R. — C'est possible, cependant je ne m'en aperçois pas si tôt.

Le malade sort de Bicêtre, puis y revient après un accès d'excitation maniaque. Il est persuadé qu'il est en possession d'un être, qu'il appelle la souveraine, qui le fait parler et agir malgré lui.

D. — Où est-elle en ce moment?

R. — Elle est dans ma tête.

D. — Vous parle-t-elle? Ecoutez bien.

R. — Monsieur le docteur, la souveraine dit qu'elle ne veut pas parler.

Cette observation est pour nous des plus intéressantes, car elle nous montre le même individu en dehors de toute manifestation de son état hallucinatoire. Nous voyons ensuite celui-ci se développer progressivement dans ce qu'il appelle ses accès, atteindre son maximum de développement pour décroître ensuite.

1° En dehors de l'accès il n'éprouve rien d'anormal ;

2° Quand l'accès approche, il provoque l'hallucination de la vue qu'il veut. Cette hallucination qui n'est d'abord pas très distincte, se développe petit à petit et finit par être aussi nette que la sensation produite par la vue d'un objet réel. Comme dans tout état hallucinatoire peu développé, c'est surtout au milieu de circonstances favorables, que les fausses images apparaissent, dans le silence de la nuit, les yeux fermés, la tête dans les mains, en concentrant toute son imagination ;

3° Pendant l'accès, il a des hallucinations de l'ouïe et de la vue, tout à fait involontaires ;

4° Quand l'accès touche à sa fin, les hallucinations involontaires perdent de leur intensité; des perceptions externes vives les font cesser. Il n'a plus ensuite que des cauchemars, enfin les rêves diminuent et tout rentre dans l'ordre.

OBSERVATION IV. — (Obs. inédite de Moreau, de Tours). — Un jeune homme de ma connaissance, M. D..., devant lequel on parlait de folie et des visions auxquelles les aliénés étaient sujets, témoignait à diverses reprises la crainte de devenir un jour ou l'autre aliéné.

Ses paroles, auxquelles je ne pris d'abord pas garde, non plus que ceux qui l'écoutaient, fixèrent ensuite mon attention. Je sondais sa pensée et j'obtins cette déclaration fort étrange :

D. — Mais pourquoi donc ces craintes qui viennent, que vous paraissez maintenant manifester très sérieusement ?

R. — Le voici ; c'est que je possède une faculté que je vois développée au souvenir déjà chez vos malades. Ainsi, je puis à volonté, en fermant les yeux et en faisant quelques efforts d'esprit, me représenter n'importe quel objet avec une vivacité qui tient presque de la réalité. Assurément je ne vois pas aussi distinctement qu'avec les yeux, mais il s'en faut de bien peu pour que je ne me sente porté à toucher les objets ; mais si ce sont des personnes, je ne puis pas quelquefois m'empêcher de leur adresser la parole, absolument comme si je les voyais en rêve.

D. — Les objets se présentent-ils quelquefois à votre vue, sans que vous les évoquiez pour ainsi dire involontairement ?

R. — Oui, mais alors un objet ou une personne ont quelque rapport avec une affection et si ces affections sont vives, je vois bien plus distinctement ; je puis encore, chose très curieuse et dont je vous demande l'explication, animer un portrait, une statue, un tableau quelconque.

En fixant un objet avec une grande attention, je vois grimacer la face, rouler les yeux, agiter les mains, les jambes, etc.

D. — Vous avez conscience de tout cela ?

R. — Pas au moment où je vois. Outre alors que ce sont des visions, puisque je ne puis leur parler. Mais tout de suite après je sais très bien ce qu'il en est.

Voici donc une personne qui a déjà des hallucinations spontanées et qui peut, d'autre part, à un moment quelconque, voir ce qu'elle veut. Pour cela, nous la voyons procéder de la même manière que l'on procède pour la représentation mentale elle-même ; fermer les yeux et faire un léger effort cérébral. Comme dans la représentation mentale, les personnes et les objets les plus connus, se dessinent avec des traits les plus arrêtés.

Les images sont légèrement inférieures comme netteté à

celles que donnerait la sensation vraie, mais elles sont suf-
fisantes pour, entraîner l'erreur malgré la conviction intime
qu'a le, malade, d'avoir évoqué ces images.

Outre ces hallucinations volontaires, il se procure, et cela
avec encore plus de facilité, des illusions volontaires qui
sont manifestement sous la dépendance du même état hallucinatoire.

OBSERVATION V. — (Obs. inédite de Moreau, de Tours). — M...
est un jeune homme de ...... ans, d'un tempérament sec,
nerveux, habituellement pâle ; crâne régulièrement développé ; physionomie d'une vivacité et d'une expression remarquables ; nul vague, cependant rien d'incertain, d'hésitatif,
de mobile, de peu arrêté dans son regard.

On ne. lui connaît aucuns parents aliénés ni seulement
atteints d'affections nerveuses.

Vie un peu dissipée. — Abus des excitants, en particulier du café. Rien, cependant, à cet égard, qui ne se rencontre souvent dans la vie de la plupart d'un très grande
nombre de jeunes gens : a été somnambule étant fort jeune ;
il se levait, marchait, écrivait des thèmes, des versions, faisait des devoirs (N. B. : La coexistence de somnambulisme
(rêve involontaire), avec les hallucinations (rêve voulu).

Depuis l'âge de... il est sujet à éprouver soit des illusions,
soit des hallucinations de tous les sens à peu près, de la
vue en particulier.

« Plusieurs fois, dit-il, assis le soir, près de mon feu,
soit occupé à lire, contempler ou rêvasser. à penser, pour
ainsi dire, à tout et à rien, il m'est arrivé d'entendre frapper à ma porte. derrière les meubles de l'appartement ;
d'autres fois c'était un bruit différent tel que les souris ou
les rats en produisent parfois.

De prime abord, avant que le temps de la réflexion me
vînt, je ne révoquais pas en doute que ces bruits ne fussent réels. Mais bientôt, après m'être assuré toutefois, que
nulle cause ne pouvait me rendre compte de ce bruit, j'a-
vais la conviction et la conscience bien nette que j'étais le

jouet d'illlusion. Une fois, j'entendis comme un grand éclat
de rire partir de derrière mon armoire.

D. — N'avez-vous pas quelque illusion de la vue ?

R. — Rarement ; il y a quinze à seize mois, je venais de perdre mon grand-père. J'avais assisté à ses derniers moments
et sa vue me fit une grande impression. Un jour j'avais
beaucoup travaillé ; j'avais passé d'arrache pied, consécuti-
vement plus de trois grandes heures à faire des calculs qui
avaient exigé une attention soutenue et m'avaient donné
beaucoup de mal. Enfin j'avais fini, et à peine avais-je
posé le dernier chiffre que, levant la tête de dessus mon
cahier et passant mes mains sur le front, ainsi que l'on a
coutume de faire quand on a l'esprit tendu, tout à coup,
j'aperçois derrière mon bureau, à une petite distance, le
buste de mon grand-père dont le reste du corps semblait
être dérobé à ma vue par le meuble interposé. Je suis saisi
d'un grand étonnement mêlé de quelque frayeur et à peine
réfléchissais-je que c'était une vision, que tout avait disparu
rapidement.

D. — Vous est-il possible, en concentrant fortement votre
attention sur un sujet quelconque réellement existant ou
simplement imaginaire, de vous le représenter au naturel ?
objectivement ?

R. — Sans aucun doute ; je n'ai encore pas besoin de
beaucoup d'efforts pour cela. En fixant un objet quelconque,
je puis le transformer presque à volonté en un objet quelconque : par exemple, à la place d'un arbre, voir une maison et *vice versa*.

Je puis animer un tableau, un plâtre. Je vois les yeux
s'ouvrir, les lèvres s'agiter comme pour parler. Il n'y a pas
de figure imaginable que je ne puisse créer à volonté avec
la flamme d'un foyer. Mieux que cela : quand je veux peindre et que je ne sais trop comment dessiner telle ou telle
forme, le raccourcis d'un membre, par exemple ; alors je
me recueille, je ferme les yeux et au bout de quelques
instants je vois apparaître avec les couleurs mêmes de la
réalité, ce que je veux voir et alors je n'ai plus qu'à copier.

D. — En est-il de même pour les sensations de l'ouïe ?

Lorsque vous avez ces hallucinations, soit involontairement, soit volontairement, êtes-vous bien dans votre état ordinaire ?

R. — Certainement.

D. — Vous jouissez de toute votre raison, de toute la lucidité de vos idées ?

R. — Sans doute, je vois, j'entends aussi distinctement que dans les autres cas.

D. — Vous ne perdez pas un seul instant la conscience que vous êtes le jouet d'une vision ?

R. — Oh ! non. Au moment même où je suis convaincu, persuadé de la réalité des fantômes que j'évoque, mais cela dure si peu ! C'est rapide comme l'éclair et immédiatement ma réflexion vient me détromper. C'est en cela, selon moi, que je diffère d'un aliéné, qui, lui, ajoute invinciblement foi à ses hallucinations.

D. — Mais alors que vous voyez ou que vous entendez, êtes-vous dans votre état ordinaire ?

R. — Non, puisque je m'oublie moi-même. Je rêve, mais je sais en même temps que je rêve, absolument comme cela nous arrive quelquefois où, dans les rêves ordinaires qui sont plus suivis, nous savons que nous rêvons. Quand je me donne des visions, je me place dans l'état où je suis, où l'on est quand, dans un rêve ordinaire, ayant la conscience que l'on rêve, on veut continuer à rêver. Mais je suis parfaitement lucide.

D. — Du reste, cet état de rêve n'est associé, accompagné par nulle modification dans votre manière d'être mentale ?

R. — Quand cela m'arrive auprès du feu, je me sens bien assoupi. C'est au moment de l'éprouver que je crois que *j'entends* ou que *je vois*; puis, quand je prends connaissance de mes sensations, quand je m'aperçois que j'ai entendu ou vu, c'est comme si je me réveillais brusquement; enfin quand je viens à réfléchir, à juger mes sensations, je ne suis plus dans le même état, bien que ce nouvel état diffère très peu de l'autre.

Ce malade est des plus curieux ; en effet, il a, d'une façon constante, des hallucinations multiples, surtout de la vue et de l'ouïe, qui se développent plus ou moins, suivant que les causes occasionnelles viennent donner plus de force à cet état hallucinatoire chronique.

Mais de plus, il offre au plus haut point, ce phénomène que nous avons constaté chez deux malades de Baillarger, à un moindre degré de développement. C'est que, sans efforts et à n'importe quel moment, il peut transformer un objet quelconque en une fausse perception quelconque. Nous nous trouvons encore ici en présence d'une de ces manifestations de l'état hallucinatoire, qui, ainsi que nous l'avons déjà vu, participe à la fois de l'illusion et de l'hallucination.

Ce malade peut encore, et sans le secours d'un agent extérieur, se procurer à volonté l'hallucination de la vue et de l'ouïe qu'il désire. Cependant il ne peut arriver à ce résultat qu'après avoir fermé les paupières. Les images produites ainsi sont d'une réalité telle qu'elles entraînent momentanément l'erreur.

Observation VI. — (Obs. Maisonneuve. *Recherches sur l'épilepsie*). — Jean Célestin B..., âgé de 20 ans, d'un tempérament sanguin, d'une taille svelte et bien proportionnée, né à Dinan, en Bretagne, de parents sains, tomba à l'âge de 3 ans sur le front et se fit une plaie grave sans fracture. Dix à douze jours après, accès d'épilepsie à la suite duquel il rendit beaucoup de vers ; retour de pareils accès tous les huit jours jusqu'à 16 ans ; ensuite tous les mois jusqu'à 18 ans, enfin point d'accès jusqu'à 19 ans qu'il alla à Brest pour s'embarquer.

Il y était depuis quelque temps, quand, témoin d'un assassinat commis par un matelot espagnol sur un officier français, il fut si vivement frappé de ce spectacle, qu'il eut sur le champ un accès d'épilepsie. Un mois après, nouvel accès qui lui prit encore dans une des rues de Brest, et pendant lequel il s'imaginait voir des meurtriers.

Parti peu de jours après pour Landerneau, où ses parents le mirent au collège, il y demeurait depuis trois mois sans avoir eu d'accès, quand il y gagna la gale.

Un jour, pendant le traitement de cette gale, il regardait une voiture, dont les roues tournaient rapidement, tout à coup sa vue se trouble, il lui semble voir une roue dentée tourner autour de sa tête, en se dirigeant de droite à gauche ; sa tête suit les mouvements de cette roue sans qu'il puisse s'en empêcher. Bientôt il sent qu'il n'est plus ferme sur ses jambes; cependant il a le temps de courir à sa chambre, de se déshabiller et de se mettre au lit où l'accès épileptique le prit complètement.

Deux mois après, nouvel accès pareil au dernier. Il quitta alors Landerneau pour retourner à Dinan où il demeura trois ans, ses accès revenant tous les mois avec les mêmes symptômes.

Au bout de ce temps, il partit pour Paris, âgé alors de 27 ans; un accès qu'il eut en route donna lieu à une rencontre assez singulière ; il était à cheval et au milieu d'un grand chemin, quand il en sentit les préludes, il descend de suite, attache son cheval à un arbre, se couche dans un fossé où son accès se passe sans accident. Mais en recouvrant l'usage de ses sens, il n'est pas peu surpris de voir en sentinelle auprès de lui, deux gendarmes qui soupçonnent de la fraude dans son port, lui demandent son passeport assez brusquement, il le leur montra, alors, après diverses questions, ils le laissèrent aller en lui souhaitant bon voyage.

Arrivé à Paris, il y passa un mois et demi pendant lequel il eut un accès et entra de suite à Bicêtre, où il est depuis dix-huit mois.

Un catharre du conduit auditif l'ayant forcé d'entrer à l'infirmerie, il y a été traité pendant sept mois de son épilepsie, par M. Lanfranc, avec les moyens suivants :

1° Une vingtaine de saignées au bras ;

2° Sangsues tous les deux jours aux tempes ;

3° Décoction de valériane à une once par pinte, une chopine au moins par jour et presque tous les jours quelques bols antispasmodiques.

Fin des accès durant le traitement.

Se croyant tout à fait guéri, B. sortit de Bicêtre et entra en apprentissage chez un bijoutier de Paris. Un mois s'écoula sans accès ; mais un soir étant occupé à faire tourner un laminoir, il sentit les approches d'un accès, qui ne se compléta que deux heu-

res après, avec des convulsions effrayantes et des cris aigus.
L'accès fini, tous les objets lui paraissent renversés.

Peu de jours après, il rentra à Bicêtre, qu'il n'a pas quitté depuis, essuyant un accès tous les mois.

Chaque accès s'annonce au moins cinq minutes d'avance, par la vue de la roue dentée, dont j'ai déjà parlé. L'œil gauche est seul frappé de cette illusion à laquelle se joint un sentiment d'effroi, causé par la vue d'une figure hideuse qui occupe le centre de la roue; dans ce moment, le malade éprouve un battement de cœur très violent. Il annonce en outre, si, quand il voit cette roue, il lui arrive de penser à quelqu'un de ses amis ou de ses parents, il le voit sur le champ. Comme il jouit encore de toute sa raison, il s'amuse quelquefois à souhaiter la vue d'un objet bizarre et l'objet qu'a formé son imagination est déjà devant ses yeux. Mais bientôt l'accès épileptique se complète, la connaissance se perd, des convulsions vives agitent le tronc et les membres, l'abdomen se soulève et se déprime alternativement, les yeux ouverts paraissent égarés, la bouche se remplit d'une salive écumeuse; le visage change souvent de couleur. Au bout d'une demi-heure, cet état cesse et est suivi d'assoupissement profond pendant deux ou trois heures. A son réveil, le malade se sent la tête douloureuse; souvent il vomit quelque fois des matières bilieuses, quelque fois des vers.

Rarement les accès ont lieu la nuit; outre les signes précurseurs dont nous avons parlé plus haut, ils sont précédés de deux ou trois jours d'avance, par une douleur sus-orbitaire, qui augmente à mesure que l'accès approche. Il y a inappétence, pesanteur à l'épigastre quand l'accès est complètement terminé; le malade éprouve une cephalagie de six heures. Il mange ordinairement beaucoup après.

Outre cela, le malade a, depuis longtemps, la jambe et le bras gauches plus faibles que la jambe et le bras droits; cette différence n'est pas sensible à la vue. Dans les changements de temps, il éprouve assez constamment une douleur à la cuisse gauche.

Nous ferons remarquer que le malade ne peut produire son hallucination volontaire que pendant une période très courte de son accès ; c'est seulement lorsqu'il a déjà une hallucination spontanée, lorsqu'il voit sa roue dentée.

Il voit à ce moment là, ce qu'il veut, sans efforts et la rapidité avec laquelle se présente l'objet invoqué est remarquable.

·· OBSERVATION VII. — (Personnelle). — M. Étienne est un malade qui, au moment de son internement, était atteint de débilité mentale, avec prédominance d'idées de persécution et hallucinations de l'ouïe.

Ces hallucinations qui tout d'abord consistaient en de simples injures, ont pris, à la suite d'une hémorrhagie consécutive à une tentative de suicide, un développement considérable, son délire s'est aussi peu à peu transformé et aujourd'hui les idées de grandeur dominent la scène.

Il possède, dit-il, un pouvoir particulier, c'est de tout voir et de tout entendre; mais tout ce qu'il voit et ce qu'il entend, n'est que sa propre pensée, car il est le Christ et sa pensée seule a une existence réelle. Il ajoute qu'il n'est encore que le Christ partiellement autorisé, mais qu'il sera complètement autorisé.

Il décrit du reste très bien ses hallucinations, qu'il divise en deux classes : celles de la période d'autorisation et celles qui se produisent lorsqu'il n'est pas autorisé.

Dans la période d'autorisation, il y a des hallucinations de la vue et de l'ouïe absolument involontaires; mais, il entend aussi et il voit tout ce qu'il veut. Les voix ainsi produites sont un peu plus sourdes que les voix réelles, cependant il en reconnaît bien le timbre ; quant aux images, elles sont en tous points semblables à la réalité.

Écoutez votre père, lui disons-nous un jour : Il retient sa respiration, prête l'oreille, tourne les yeux du même côté et au bout d'un certain temps nous répond : Mon père, dit qu'il est prisonnier.

— Avez-vous reconnu sa voix ?

— Oui, c'est bien sa voix, j'en suis sûr, mais ce n'est pas lui qui parle, c'est ma pensée qui emprunte sa voix pour me parler.

— Alors, si c'est votre pensée qui parle, ce n'est pas dans votre oreille que vous entendez, mais dans votre tête.

— Non, c'est bien dans mon oreille que j'entends ; c'est comme si vous parliez vous-mêmes, mais à voix basse.

En dehors de ses périodes d'autorisation, il a beaucoup moins d'hallucinations spontanées. Il lui est impossible d'entendre volontairement, cependant il voit encore tout ce qu'il veut ; ces images sont beaucoup moins nettes, beaucoup moins fixes que dans la période d'autorisation.

— Essayez de voir quelqu'un ?

Il fixe le regard sur le point le plus éloigné de la chambre.

— Je vois Monsieur B...

— Le voyez-vous très distinctement ?

— Oui, je peux même reconnaître son costume ; cependant je ne le confondrais pas avec une personne réelle.

En résumé, nous voyons un malade ayant à certaines périodes des hallucinations volontaires de la vue et de l'ouïe, et à d'autres, ce que l'on pourrait appeler, une simple exagération de la représentation mentale. Tout malade qu'il est, il ne confond pas ces deux phénomènes, cependant il ne rattache ni l'un ni l'autre à la représentation mentale, voyant dans les deux un don surnaturel.

OBSERVATION VIII. — (B. de Boismont. *Hallucin*). On lit dans l'ouvrage d'Abercombie, l'observation d'un homme qui a été toute sa vie assiégé par des hallucinations. Cette disposition est telle, que s'il rencontre un ami dans la rue, il ne sait d'abord s'il voit une personne véritable ou un fantôme. Avec beaucoup d'attention, il peut constater une différence entre eux ; les traits de la figure réelle sont plus arrêtés, plus finis que ceux du fantôme, mais, en général, il corrige les impressions visuelles en touchant, ou en écoutant le bruit des pas.

Il a la faculté de rappeler à volonté les visions en fixant fortement son attention sur la conception de son esprit. Cette hallucination peut se composer d'une figure, d'une scène qu'il a vue, d'une création de son imagination ; mais quoiqu'il ait la faculté de produire l'hallucination, il ne peut jamais dire combien de temps elle persistera.

Cet homme est dans la force de l'âge, sain d'esprit. d'une bonne santé et engagé dans les affaires. Une autre personne de la famille a eu la même affection, quoique à un moindre degré.

Voilà encore, chez un homme ayant déjà des hallucinations spontanées, le pouvoir de faire paraître mais non disparaître.

OBSERVATION IX. — (Séglas. *Leç. sur les mal. ment.*). — Un malade de Séglas qui avait des hallucinations visuelles verbales, était arrivé à visualiser sa pensée, ce qu'il exprimait en disant qu'il était habitué à écrire par les yeux.

« Il lançait les lettres dans l'espace et les assemblait pour former des mots » ces lettres d'abord jaunâtres, blanchissent en s'éloignant, et à une certaine distance, il ne pouvait plus les apercevoir. Il croyait, de cette façon, correspondre avec les habitants des régions lointaines, qui pouvaient lire les mots « ainsi écrits par ses yeux ». Ce malade donnait lui-même à ses hallucinations visuelles verbales, le nom pittoresque de *photographie* de sa pensée.

Il était d'ailleurs visuel à l'extrême, car il lui suffisait de regarder un objet et de fermer les yeux pour en avoir une représentation visuelle très vive et pouvoir ensuite la « photographier dans l'espace. »

Pour lui, ce pouvoir photographique était une faveur toute spéciale excitant la jalousie de ses ennemis ; il voulait même prendre un brevet d'écriture par les yeux.

OBSERVATION X. — (Michéa. *Délire des sensations*). — Nous avons eu pendant longtemps sous les yeux un monomaniaque, homme d'esprit ardent et cultivé, dont nous reparlerons plus tard. Ce monomaniaque traduisait instantanément en fausses perceptions visuelles, toutes les idées qui lui passaient par la tête. Il n'avait qu'à se rappeler ou à conce-

voir une chose ou une personne, pour qu'aussitôt cette
chose ou cette personne fut douée pour lui, d'une apparence de réalité extérieure. Un jour, nous le trouvâmes,
avec le regard fixe, la bouche souriante et frappant ses
deux mains en signe d'applaudissement.

Il ne nous avait point entendu ouvrir la porte de sa
chambre. A notre question : Que signifie ce que vous fai
tes-là ? — Je suis, nous répondit-il, comme le fou dont parle
Horace, j'assiste à un spectacle imaginaire. Je m'ennuyais
au coin du feu. J'aime beaucoup les merveilles de l'Opéra ;
je me suis représenté à moi-même le ballet de la Sylphide
et quand vous êtes venu me frapper sur l'épaule, j'applau-
dissais Taglioni, dont la danse souple et pleine de noblesse
ne m'avait jamais tant charmé.

Ce malade peut non seulement entendre ce qu'il veut
et quand il veut, mais il compose de toutes pièces un spectacle, et cela sans efforts. Les images qui se présentent à
lui sous forme de combinaison hallucinatoire, semblent être
de tous points égales à la réalité. Il extériorise immédiatement les produits de sa mémoire et de son imagination,
avec plus de facilité et d'une façon plus complète qu'on
ne saurait le faire dans la représentation mentale normale.

Voici des faits, faut-il chercher à nouveau à les interpréter ? faut-il même leur donner un nom ? je crois qu'après
ce que nous avons déjà dit, ce serait inutile. Du reste, les
noms varient, les interprétations changent, les faits seuls de-
meurent et c'est un fait dont j'ai voulu établir l'existence, et
rien de plus.

Quoiqu'on pense du mécanisme physiologique de l'hallucination, ou de celui de la représentation mentale, après avoir
lu et observé des cas semblables à ceux-ci, l'on ne peut plus
se refuser à croire que parfois l'image subjective apparaît avec
la même netteté, la même précision, la même extériorité,
que l'image subjective et cela sous l'influence d'un simple
effort cérébral. Il sera aussi, le plus souvent, facile de cons-

tater que lorsque ces images acquièrent une telle perfection, elles ne le doivent qu'à un état pathologique particulier du sujet, l'état hallucinatoire.

Enfin, si au lieu de s'adresser aux cas extrêmes, on interroge les cas moyens, on voit qu'il existe, au point de vue de la netteté, de la fixité, de l'extériorité de l'image, tous les degrés; que, dans la représentation mentale, ces divers degrés s'exagèrent à mesure que nous avançons sur le terrain pathologique; que, dans l'hallucination, ces diverses qualités s'atténuent à mesure que l'état hallucinatoire est moins développé. Les frontières de l'une et de l'autre deviennent bientôt aussi difficiles à déterminer que celles qui séparent l'état de santé de l'état de maladie, que celles qui séparent la raison de la folie.

CONCLUSIONS

Nous nous sommes surtout attachés à démontrer que certaines propositions, qui semblent avoir été admises, *à priori*, comme vraies, dans la célèbre discussion de la *Société Médico-psychologique*, sur la nature des hallucinations, sont tout au moins discutables.

La représentation mentale, a-t-on affirmé est, volontaire, confuse, intérieure, obscure, normale. L'hallucination est involontaire, claire, précise, extérieure, parfaite et entraîne l'erreur ; plusieurs conditions sont indispensables pour sa production, entre autres, l'exercice involontaire de la mémoire et de l'imagination, et la suspension des sensations externes.

Or, dans le courant de cette étude, il nous a été facile de démontrer ce qui suit :

1° La représentation mentale ne saurait être dite volontaire, au sens rigoureux du mot, la volonté n'ayant aucune influence immédiate sur la mémoire et sur l'imagination. Nous sommes, non seulement incapables par un simple effort de notre volonté, d'évoquer des images, mais même dans certaines circonstances, alors qu'elles se présentent à nous spontanément, nous sommes impuissants à les faire disparaître ;

2° Les images fournies par la représentation mentale peu-

9

vent, dans certains cas, être beaucoup plus claires, beaucoup plus précises, beaucoup plus stables, beaucoup plus extérieures, qu'on ne serait porté à le croire tout d'abord, et, sous l'influence d'un état pathologique, ces caractères peuvent encore s'exagérer au point que l'image égale en netteté les images fournies par l'hallucination vraie ;

3° L'hallucination elle-même n'est pas toujours aussi claire, aussi parfaite, aussi précise que l'on a bien voulu le dire, et nous présente, sous ce rapport, une infinité de degrés. Elle n'entraîne pas toujours l'erreur, même lorsqu'elle apparaît dans le cours d'une maladie mentale;

4° La suspension momentanée des sensations externes n'est pas une condition nécessaire à la production des hallucinations; ce n'est parfois qu'une condition favorable. L'attention elle-même joue souvent, vis-à-vis l'hallucination, le même rôle envers la représentation mentale;

5° Le cause première, la condition indispensable à la formation de l'hallucination, est la modification pathologique des organes sensitifs internes, mais dans certains cas, les organes sensitifs externes semblent ne pas rester indifférents pendant la production du phénomène, et peuvent même devenir la cause indirecte de sa production ;

6° Dans plusieurs cas aussi, la forme même de l'hallucination nous oblige à reconnaître un rôle très important à l'élément intellectuel dans la production de ce phénomène; les hallucinations volontaires ne laissent aucun doute à ce sujet.

La théorie corticale peut très bien être interprétée en faisant intervenir l'élément intellectuel.

7° L'hallucination n'est qu'une des manifestations de l'état hallucinatoire, qui, lui, s'étend bien au-delà des bornes restreintes, dans lesquelles on a confiné l'hallucination.

Il se manifeste, suivant ces divers degrés de développement, sous forme de rêve pathologiquement développé, d'hallucinations hypnagogiques, d'hallucinations psychiques, sous des formes particulières d'illusion, enfin sous forme d'hallucination. Chacun de ces phénomènes à leur tour, nous présentent une série de modifications, dans leur nature et dans leur forme, les faisant se rapprocher plus ou moins des phénomènes voisins, et nous indiquant une diminution ou une aggravation de l'état hallucinatoire.

8° Ce qu'on a désigné, sous le nom de volonté, c'est ce pouvoir que nous avons le plus souvent, de faire surgir une image, en fixant notre attention sur une autre image actuellement présente à notre esprit ; ou encore, le simple pouvoir d'arrêter au passage une des mille idées qui sillonnent le champ de notre conscience.

Or, en ce sens-ci, certaines hallucinations volontaires et inconscientes, sont aussi volontaires que la représentation mentale elle-même.

9° Sous l'influence de l'état hallucinatoire la représentation mentale se développe le plus souvent.

10° Il est enfin, chez certains malades, des images qui apparaissent avec toute la netteté et l'extériorité des hallucinations vraies, qui entraînent l'erreur comme l'hallucination la plus parfaite et qui surgissent exactement d'après les mêmes lois, et dans les mêmes conditions que les images fournies par la représentation mentale.

Voici ce qu'il nous a été permis de constater. Que faut-il en conclure ?

1° Que nous trouvons entre la représentation mentale normale et l'hallucination, sont l'intervalle qui sépare un phénomène physiologique d'un phénomène pathologique. Dans un cas nous avons une image faible, dans l'autre une image forte.

2° Que si, au lieu d'étudier ces deux phénomènes, dans les cas extrêmes, c'est-à-dire d'une part, la représentation mentale normale, et d'autre part, l'hallucination sous sa forme la plus parfaite, nous les étudions dans les cas moyens, nous voyons que les limites qui séparent le phénomène physiologique du phénomène pathologique, sont purement conventionnelles.

3° Que, chez certains malades, la représentation mentale pathologiquement développée revêt tous les caractères de l'hallucination; et que chez plusieurs les deux se confondent.

4º La mémoire et l'imagination restent parfois dans l'état de maladie ce qu'elles étaient dans l'état de santé, l'état hallucinatoire ne venant pas modifier d'une façon sensible leur mode de fonctionnement.

En un mot, certains malades ont des hallucinations (les organes sensitifs internes étant modifiés) exactement de la même façon que nous avons normalement des représentations purement subjectives.

Si les hallucinations sont plus souvent des images spontanées, ou paraissant telles, c'est que les images spontanées, sont non seulement normalement les plus fréquentes, mais c'est qu'encore les hallucinés, sont moins que tout autres portés à évoquer des images, et peut être aussi, rendent moins bien compte de ce qui se passe chez eux. C'est encore parce que les images spontanées, plus vives, plus nettes, moins fugitives, sont plus aptes que toutes autres à se transformer en hallucination.

C'est enfin parce que, ainsi que je l'ai déjà dit, les hallucinations peuvent se produire par un autre mécanisme que celui que j'indique, que je crois exister, mais qui n'est probablement pas le seul,

QUELQUES NOTES

SUR LES HALLUCINATIONS

Nous voulons consacrer quelques réflexions aux anomalies intellectuelles qui, sur la foi des apparences, ont été attribuées à la faculté de sentir.

C'est à dessein que je dis sur « la foi des apparences », car ces apparences ont pu égarer le jugement des auteurs, au point que l'on a cru devoir placer le siège du délire dans les sensations elles-mêmes, de faire des sensations malades, isolément, exclusivement à tout autre désordre ou modification de la faculté pensante, mieux encore, d'y faire participer l'organe même qui n'est que l'instrument de la sensation.

En désignant les sensations mentales dont il est question, sous le nom de *délire des sensations*, un de nos psychiâtres les plus distingués, a traduit l'opinion commune dans son sens exact.

L'observation intime contre le jugement de laquelle, quoiqu'en aient dit ceux qui ne veulent pas y avoir recours pour

---

(1) Notes manuscrites du docteur J. Moreau, de Tours.

s'éclairer ou ne saurait s'élever avec quelqu'apparence de raison, a déjà protesté contre cette manière de voir (¹).

Voyons maintenant si une étude sévère du phénomène en lui-même que nous avons appelé *Etat hallucinatoire*, ne confirme pas ce jugement.

Dois-je espérer, ainsi, lever enfin tout le voile qui cache la vérité?

Etablissons d'abord que tout ce que nous avons dit de la nature psycho-physiologique du délire en général, doit, sinon juger *à priori*, s'appliquer au phénomène de l'état hallucinatoire.

Ce phénomène, comme tous les autres, est un mode de manifestation de la faculté pensante, placée dans les conditions qui diffèrent de celles de l'état ordinaire ou état sain. Or, cette faculté dont les modes de manifestation sont variés est, suivant l'expression des écoles, essentiellement une de sa nature, dans quelque condition qu'on le suppose, à l'état mental comme à l'état sain, ou, si l'on aime mieux, n'agit que par une action d'ensemble, c'est-à-dire se trouve tout entier dans chacun de ses modes de manifestation ; sensation, perception, imagination, mémoire, raisonnement, s'entend par un lieu commun nécessaire, se fondant tous dans la conscience, dans le moi, sans lequel ils ne sauraient être.

Il résulte qu'aucun des modes de l'activité cérébrale ne saurait être *lésé* (phénomène du délire), sans que le moi participe à cette lésion.

En d'autres termes, comme le moi est au fond ou plutôt est l'élément vital de tout acte intellectuel à l'état normal, il est comme celui de tout acte mental à l'état morbide. Les troubles de l'esprit, quels qu'ils soient, ne sont en réalité que les expressions variées de la perturbation de la faculté pensante. Ce que l'on a appelé *illusion, hallucination*, ne sauraient faire exception.

C'est là, on peut dire, une vérité nécessaire, *vraie* comme la nature de la chose à laquelle elle se rapporte, une de ces vérités

---

(1) J. MOREAU, de Tours. — *Du hachich et de l'aliénation mentale.* Etudes psychologiques. — Fortier, Masson et Cⁱᵉ, éditeurs, Paris, 1845.

métaphysiques que le raisonnement force à admettre, alors même que nous croirions avoir, d'ailleurs, les meilleurs motifs pour n'y pas croire. Elle peut n'apparaître que plus ou moins patente dans certains phénomènes, tels que ceux que je nommais tout à l'heure, mais elle n'en *est* pas moins. Si nous ne l'y voyons pas aussi clairement que dans certains autres troubles de l'esprit, c'est que nous n'avons pas su encore l'y découvrir.

Disons encore, en passant à un autre genre de démonstration, que les phénomènes du délire sensoriel n'ont rien qui les distingue des autres.

Outre qu'ils marchent de pair avec ces derniers, dans la plupart des cas, si l'on envisage la maladie non pas à un instant donné, mais dans toutes ses phases, j'ajoute, en parfaite connaissance de cause, que lors même qu'ils se montrent seuls, isolés, ou ce qui est plus exact, lorsqu'ils sont l'expression dominante, la plus facile à apprécier du trouble intellectuel, alors, dis-je, l'observation exacte indépendamment de l'observation intense, mais dirigée par les lumières que poursuit ce genre d'observation, découvre dans tout phénomène hallucinatoire, les mêmes accidents ou conditions psychosomatiques anormales, qui se retrouvent à la naissance de toutes les vésanies indistinctement. Il me suffira d'énoncer la première partie de cette proposition qui est admise partout le monde. Ainsi donc pour nous résumer, en procédant *à priori*, au point de vue métaphysique et de l'observation, nous n'avons rien dit des phénomènes généraux du délire, qui ne doive l'être également du délire sensoriel.

Pour le délire sensoriel, comme pour les autres :

1° Concentration de la *névrosité* dans l'organe où s'élabore ce *quid ignotum* physiologique ;

2° Fixation des sens qui sont les instruments à l'aide desquels la faculté pensante est mise en rapport avec le monde extérieur;

3° Vie intérieure, toute d'imagination, dans les limites, du moins, du fait pathologique, du phénomène d'hallucination, ou plutôt phénomène de la « vie des songes, pour parler le langage de Burdach, faisant irruption dans la vie de veille. »

Lorsqu'on étudie sur soi-même le phénomène des hallucinations, on est invariablement porté, sous l'impulsion de la conscience intime, à en placer l'origine dans un état psychique identique à l'état de rêve ordinaire.

Cependant, quand on rentre dans l'observation intérieure, quand, au lieu d'étudier le phénomène sur soi-même, c'est sur la foi des paroles d'autrui, sur la manière dont il paraît s'effectuer chez les autres, qu'on en juge, j'avoue que l'on sent ses convictions s'affaiblir ; on se prend presque à douter si l'on a bien vu, si l'on n'a pas été dupe d'une illusion.

Je comprends que ceux qui manquent des lumières de l'observation intime, n'admettent qu'avec une certaine difficulté, l'identité des deux phénomènes. Je les comprends d'autant mieux que, placé moi-même entre le souvenir de mes impressions créées dans l'état hallucinatoire et celles, en apparence, d'une manière diamétralement opposée, que faisait sur moi le même état lorsque je l'étudiais sur autrui, pendant longtemps je n'ai pu vaincre le doute qui m'était imposé par deux évidences contraires. Je ne pouvais oublier que j'avais *rêvé les yeux et les oreilles ouvertes*, pendant que j'étais halluciné, et d'autre part, la plupart des hallucinés que l'on interroge, paraissent, ajoutons : sont si parfaitement *éveillés* alors même qu'ils disent voir, entendre, des images ou des sons qui n'existent réellement pas, que je fus longtemps avant de pouvoir, sur ce point délicat de psychologie pathologique, me former une opinion précise et arrêtée.

.... « Vous voyez cela, vous entendez ces sons et vous dites que vous ne rêvez pas ? que vous êtes bien éveillé ?... »
— Assurément je vois, j'entends, et je suis bien éveillé. Et cependant j'ai la profonde conviction que je suis en état de rêve moi, quand je suis halluciné ; or, il ne peut pas y avoir deux manières de l'être. Il faut qu'il y ait dans ce phénomène, certaines nuances psychiques difficiles à apprécier qui doivent échapper à des esprits non familiers avec une pareille étude.

Examinons donc ce phénomène en lui-même, soumettons-le à une analyse rigoureuse et voyons, s'il est possible, de se rendre compte de ces apparentes contradictions entre le témoignage de deux modes d'observation, de la conscience intime et des sens.

La thèse que je soutiens est celle-ci :

L'hallucination, comme tous les autres phénomènes du délire, appartient à la vie des songes ; *c'est la sensation de l'état de rêve* reproduit pendant l'état de veille.

Vous m'objecterez que les sens déploient une certaine *activité* dans le phénomène d'hallucination et que cette activité est exclusive de l'état de rêve ;

En conséquence, vous niez l'identité des deux phénomènes.

Votre raisonnement pèche en ceci qu'il n'est pas vrai que toute *activité sensorielle* soit complètement et toujours suspendue dans l'état de rêve.

Donc, en accordant que les hallucinations impliquent une certaine activité sensorielle, il n'en résulte pas qu'il n'y a rien de véritablement sensoriel ni dans le rêve ni dans le délire. Ce qu'on a pris pour tel et qui est commun au rêve et au délire, on en a méconnu la véritable nature.

Dans le sens où il faut l'entendre, pour être sensoriel, le phénomène d'hallucination n'en est pas moins un phénomène de l'état de rêve. Cette activité existe, mais non dans le sens que vous l'entendez, dans un sens qui implique nécessairement l'état de veille ; tout au contraire cette activité implique l'état de rêve. L'individu rêve par les sens comme il rêve par les facultés purement intellectuelles ou instinctives ; voilà tout ; c'est toujours, répétons-le, le fait de la *polarité renversée*, dans le cas particulier dont il s'agit, aux sens.

Il faut donc envisager le phénomène sous deux aspects distincts : quant à sa nature réelle et quant à ses apparences, c'est-à-dire la manière dont il est exprimé et est manifesté au dehors.

Dans le premier cas on ne trouve que l'état de rêve, acte de la vie intra-cérébrale de la vie des songes.

Dans le second, ce qu'il a de sensoriel, d'extérieur, se montre principalement, il devient presque un acte de la vie de veille. C'est parce qu'on ne l'a envisagé que de cette seconde manière, qu'on en a fait un phénomène de la vie de veille.

Mais en cela, on a négligé la réalité pour s'attacher aux apparences, la chose même pour l'ombre de cette chose. Car, véritable phénomène de l'état de rêve, l'hallucination m'appartient qu'en apparence à la vie de veille.

Le côté, l'élément prétendu *sensoriel* de l'hallucination a causé en partie toute l'erreur et égaré le jugement sur son appréciation. Ce côté, cet élément, loin d'exclure l'état de rêve, lui appartient essentiellement, comme on en est facilement convaincu si l'on sait bien le comprendre. Il est des phénomènes de l'état de rêve ordinaire ou physiologique qui impliquent d'une certaine manière, dans un certain sens, l'action de la sensibilité. « Les organes des sens, dit Burdach, déploient réellement de l'activité dans les rêves ».

J'ai dit déjà que je considérais l'hallucination simple, isolée, non pas précisément comme un rêve, mais comme un fait détaché, un accident de l'état de rêve.

Les songes à proprement parler, pris dans leur plus large acception, résultent de l'ensemble des activités intellectuelles; chaque pouvoir intellectuel y est pour sa part respective, la sensation au même titre que le jugement, la volonté, les affections, les instincts.

L'hallucination, nous l'avons dit, c'est la sensation du rêve. C'est le même phénomène développé au sein de circonstances psychosomatiques différentes.

Son caractère fondamental, quel est-il ? « Le renversement de la polarité » suivant les expressions de Burdack ; au lieu de s'effectuer de l'extérieur à l'intérieur, c'est une voie opposée que suit la sensation rêve et la sensation hallucination.

De l'une comme pour l'autre, il est également vrai de dire : « l'activité subjective de notre âme nous apparaît objective, car la faculté perceptive reçoit les produits de l'imagination *comme s'ils étaient* des émotions sensorielles. »

En s'exprimant ainsi, Burdach entendait parler du rêve pur

et simple ; je demande moi, quelle meilleure définition on pourrait donner de l'hallucination ?

Ce qui vient d'être dit, explique dans quel sens, selon nous, on doit entendre qu'une hallucination est sensorielle. Bien évidemment le sens que cache le mot ne saurait préjudicier en rien à la nature essentielle du phénomène.

Il importe qu'on ne se méprenne pas sur ce que l'on doit entendre par activité sensorielle ou participation des organes des sens ou phénomène d'hallucination.

L'acte psychique se renouvelle de sa propre spontanéité, comme s'il s'était effectué à l'aide des organes des sens, sous la même forme, pour ainsi dire avec les mêmes contours, les mêmes traits, mais ces mêmes organes n'y ont aucune part effective. La sensation est tout, l'organe n'est rien.

On sait, en effet, que les aveugles, les sourds sont hallucinés de la vue et de l'ouïe, comme les autres individus. Il y a plus : pour certains hallucinés, il y a une sorte de déplacement de l'activité sensorielle, une transposition des sens, suivant les expressions du magnétisme animal. Ces malades s'imaginent voir par divers points des téguments, ou bien des sons, des paroles leurs parviennent de différents points de l'intérieur du corps. de l'estomac, de la poitrine, de la région du cœur, directement dans la tête, sans passer par leurs oreilles.

Au reste, les deux modes d'activité sensorielle ne heurtent pas beaucoup plus l'une que l'autre les lois physiologiques. Ni l'un ni l'autre ne constituent un véritable phénomène de vision ou d'audition, et si l'on admet que la sensation, c'est-à-dire l'acte psychologique élaboré dans le *sensorium commune* puisse être réfléchi dans les organes des sens, il ne saurait répugner assurément que cet acte purement psychique aille retentir dans des parties autres que ces organes. La sensation peut même s'égarer, ou mieux égarer la conscience intime, à ce point que nous la rapportons à des parties de notre corps, qui en ont été retranchées, ainsi que cela arrive à certains amputés.

Lorsqu'on a reporté une sensation douloureuse dans un membre, il n'est pas, comme on le voit, absolument indispensable que nous ayons encore ce membre pour éprouver cette même douleur; les organes de la vue, de l'ouïe, ne sont pas non plus nécessaires pour que nous voyons les images, que nous entendions les sons qu'enfante notre imagination, que nous voyions avec nos yeux, que nous entendions avec nos oreilles, comme l'amputé souffre avec sa jambe ou son bras qu'il n'a plus.

Au reste, que l'état de rêve puisse s'allier avec le genre d'activité sensorielle, dont il vient d'être question, ainsi que nous soutenons que cela a lieu pour l'état hallucinatoire, c'est ce qu'un phénomène bien connu des songes démontre sans réplique.

Tout le monde sait ce que l'on entend par *image fantastique*. Il arrive fréquemment qu'un peu avant d'être complètement endormi, ou bien au moment où l'esprit n'a pas secoué entièrement les liens du sommeil, on voit voltiger devant ses yeux, certaines images bizarres, de forme variée, plus ou moins nettement dessinées, à contours le plus souvent mal arrêtés, mal définis (¹)

Les circonstances psycho-somatiques dans lesquelles se développent les images fantastiques ne permettent pas de douter qu'elles ne soient un phénomène véritablement de l'état de rêve. « Les images fantastiques de l'assoupissement, dit Burdach, ne *s'offrent à nous que quand* nous avons cessé d'être maîtres de nous mêmes. » (Ces paroles en disent assez.) Pour qu'elles surviennent, il faut que nous soyons entièrement passifs... Cependant la volonté exerce encore quelque influence sur elle... Mais nous ne sommes pas non plus entièrement dépourvu de volonté en songe...»

D'ailleurs le même auteur appelle les images fantastiques : « *Un rêve commençant* ». Brandès et Grinthuisen se méprenant sur la nature réelle de l'activité sensorielle, ont cru devoir attribuer les rêves à *l'état de veille* de quelques sens qui seraient *moins fatigués que les autres* (²). Burdhac combat cette manière de

---

(1) Répétons-le: Il n'y a là ni *vision*, ni *audition*, pas plus qu'il n'y a douleur; il n'y a qu'un mode d'activité anormal de la sensibilité, il n'y a qu'un phénomène intra-cérébral ou d'imagination pure, un phénomène isolé de l'état de rêve.

(2) Faisons remarquer, en passant, et à cette occasion, que ce mode d'explication est celui qu'adoptent, sans s'en douter, ceux qui font des hallucinations (dans le délire) des phénomènes de veille.

voir s'appuyant sur ce que « de tous les organes sensoriels l'œil est celui qu'on fatigue le plus pendant la veille, et qui déploie le plus d'activité durant le sommeil. « D'ailleurs, ajoute-t-il, il serait impossible qu'une cause d'activité sensorielle isolée donnat lieu jamais à un rêve cohérent. »

D'après Müller, les images fantastiques ou sensorielles *sont les mêmes* que celles des songes, plus l'activité de l'organe extérieur, (activité ne l'oublions pas qui ne s'exerce qu'en vertu du renversement de la polarité).

Après avoir parlé des phénomènes de vision qui s'observent avant de s'endormir, pendant la veille, et dans l'état intermédiaire entre la veille et le sommeil — ceci vaut la peine d'être remarqué — des hallucinations qui se présentent chez tous les hommes pendant l'état de santé, Müller ajoute : « Il a été prouvé précédemment que les images qu'on voit en songe *sont des phénomènes du même genre ;* car celles qui continuent de flotter devant les yeux au moment du réveil, ne diffèrent pas de celles qu'on aperçoit pendant la durée même du rêve. »

Cependant, il ne faudrait pas donner à cette intervention des sens une extension qu'elle ne comporte pas. L'activité sensorielle a des limites.

Ainsi elle ne semble possible qu'autant que la cause à laquelle il faut rapporter ce phénomène est peu intense, trop faible pour concentrer à l'intérieur toute la névrosité, toute l'action vitale, et par conséquent, éteindre ou suspendre toute activité sensorielle.

C'est la première période du rêve, c'est celle du début du délire, c'est l'époque, dans le premier cas, des images fantastiques. C'est l'époque, dans le second cas, des *illusions* et de certains phénomènes analogues aux images fantastiques du rêve ordinaire, tels que : lumières, corps bizarres à formes étranges qui voltigent devant les yeux, bourdonnements, bruits de cloche, de coups de fusils, de sons inarticulés, de bruits confus, de voix inintelligibles, etc., etc.

Sous l'influence d'un mouvement concentrique de la sensibilité plus énergique, d'une sorte de reflux plus complet ou total de la sensibilité vers sa source qui est le *sensorium commune*, l'activité sensorielle peut être encore plus ou moins apparente, mais n'existe réellement pas; la seule habitude, comme d'entendre avec les oreilles, de voir avec les yeux, etc., lui donne un simulacre de réalité; aussi le phénomène est-il exactement le même pour les sourds et les aveugles que pour ceux qui entendent et qui voient.

Pour Burdach, il ne peut-être question d'activité sensorielle que pour les images fantastiques, jamais pour les véritables illusions qui ne peuvent être que le produit d'une imagination troublée soit par les maladies, soit par les rêves (1).

« L'intuition des images fantastiques, dit cet auteur, est réellement sensorielle. »

Mais « les illusions véritablement dignes de ce nom, ne peuvent exister que dans une imagination malade ou dans le rêve. Les illusions sensorielles pures sont ou amorphes ou tout au plus déterminables mathématiquement; mais elles n'ont jamais une forme vivante. Il n'y a qu'une imagination malade et bouleversée qui puisse entendre des champs, des paroles, voir des images de la vie réelle. »

Ainsi que nous le faisions remarquer précédemment, c'est principalement dans son application au phénomène d'hallucination que la doctrine de l'identité du délire et du rêve a paru à quelques-uns impossible à admettre.

Elle ne saurait se soutenir devant ou en présence des faits, des affirmations les plus précises, des hallucinés eux-mêmes.

On a reproduit avec des variantes, les explications données par Mallebranche, par Bonnet (2), toujours en ne tenant compte que de la partie superficielle du fait, ne voyant que ce qu'il a d'ex-

---

(1) Remarquons bien que Burdach ne le prenait pas pour l'identité des deux états. Il n'avait point à s'en occuper ni à émettre une opinion à cet égard. Il constate un fait purement et simplement : à savoir dans quelles conditions anormales l'hallucination prend naissance.

(2) Et nous aussi nous les adoptons ces explications mais sous réserve, sous celle-ci, que tel qu'il est défini, décrit par ses auteurs, le fait d'hallucination rentre forcément parmi les phénomènes du rêve.

térieur, sans pénétrer jusqu'à sa nature intime, son individualité psychologique.

Cependant, depuis la publication du livre où pour la première fois, ont été exposées mes idées, il a paru un travail dont l'auteur s'écartant des sentiers battus et s'appuyant sur des données purement psychologiques, est arrivé à formuler la même doctrine, presque dans des termes identiques.

Je ne me fais point illusion ; je sais que la doctrine de l'écrivain dont je parle, diffère fondamentalement de la mienne, et je dirai tout à l'heure en quoi elle diffère, mais je ne puis m'empêcher de faire cette remarque qu'à s'en rapporter au langage seul, les deux théories offrent une parfaite similitude.

A notre sens, l'auteur de l' « *Amulette de Pascal* », s'est arrêté au moment de toucher le but ; un peu plus et il montrait la vérité qu'il n'a fait qu'entrevoir. C'est pour cette raison que nous croyons devoir nous approprier ses propres arguments et les faire servir à élucider et à établir plus solidement l'opinion que nous soutenons.

Pour M. Lélut, l'hallucination est le retour des idées à leur point de départ, à leur forme *sensorielle* primitive.

Après avoir constaté la double origine, la double face psychique et somatique de l'idée en général, M. Lélut étudie la nature des altérations qu'elle peut subir sous l'empire de diverses circonstances.

Ces altérations ne sont autres qu'une revivification des idées sous leur forme première, en d'autres termes, leur transformation en sensation.

Sous l'influence d'une préoccupation violente, d'une puissante émotion, de la contention d'esprit, de la concentration intellectuelle qu'exigent les créations des arts et de la poésie, on voit les idées s'imager de plus en plus, et « par une sorte d'exagération de la nature, de retour à leur origine, revêtir de plus en plus le caractère de sensation. »

Mais il n'y a pas de métamorphose complète, l'idée ne devient véritablement sensation que dans l'état de rêve, du sommeil et du somnambulisme. Il y a ici substitution de la sensation à l'idée. L'idée, image qui était restée jusqu'ici complètement intérieure, se porte au dehors, *s'objective*, devient une sensation que le moi, dans le plus grand nombre des cas attribuera à l'action du monde extérieur.

Dans l'état de rêve, donc, l'idée subit le plus haut degré de l'altération possible; la transformation de la pensée se laisse aller plus loin.

Cependant, le fait de la transformation sensorielle des idées se retrouve dans d'autres circonstances que celles du sommeil et du somnambulisme : on le voit se renouveler dans des circonstances diamétralement opposées, dans l'état de veille.

On le désigne alors sous un autre nom : on l'appelle *hallucination*.

En constatant ce fait psychologique, M. Lélut paraît admettre une différence fondamentale réelle entre lui et le phénomène précédent. M. Lélut lui même n'a-t il pas résolu la question par l'affirmative, en disant que la sensation rêve, la pensée devenue sensation par le fait de l'état de rêve, marque le dernier terme des transformations possibles de la pensée ?

Mais en quoi le phénomène a-t-il changé de nature? Y a t-il autre chose de changé que les conditions dans lesquelles on le voit se développer ?

Le phénomène avait lieu dans le sommeil naturel ; il persiste alors que le sommeil a cessé ; tel il était dans le sommeil, tel on le retrouve dans l'état de veille.

S'il en était autrement, l'idée devenue sensation en dehors des conditions ordinaires du sommeil, n'offrirait-elle pas quelque caractère particulier qui la différencierait d'une idée semblable née dans le sommeil ? Sans aucun doute ; et s'il n'en est rien, c'est que ces phénomènes sont véritablement, non pas seulement analogues, mais identiques.

En faisant ces réflexions qui, du reste, ne font que reproduire presque textuellement ce que nous avons dit dans notre premier ouvrage, nous avons la conviction que nous ne faisons que donner à la propre pensée de l'écrivain que nous citons, toute l'extension qu'elle comporte nécessairement. Nous pensons y être autorisés suffisamment par les paroles mêmes dont il se sert lorsqu'il voit le phénomène se produire dans d'autres circonstances que celles du sommeil.

Ne dit-il pas, en effet, en cherchant à rendre compte de ce qui se passe lorsqu'un individu devient halluciné, que l'imagination après avoir *rêvé* dans le sommeil, va commencer à rêver dans la veille? «Que l'hallucination par excellence, c'est-à-dire la sensation fausse prise et acceptée pour une sensation véritable qui représente le plus haut degré de transformation sensorielle de l'idée, le fait des préoccupations dans les actes élevé à sa dernière puissance, est surtout le « fait des rêves transporté du sommeil à la veille. »

Voilà donc qui est bien entendu; c'est chose prouvée par M. Lélut, comme pour nous : l'hallucination, c'est-à-dire l'idée transformée en sensation, est un phénomène du sommeil, un rêve se reproduisant, et selon l'expression de Burdhac, faisant irruption dans la veille.

Nous pourrions ici invoquer un autre ordre de considération à l'appui de notre opinion. Ces considérations, M. Lélut, préoccupé des seuls phénomènes psychologiques, les a complètement négligées. Comme font trop souvent les psychiâtres modernes, il a étudié le fait en lui-même, isolément, en dehors des circonstances dans lesquelles il s'est développé. Ce qui revient à dire qu'il a porté ses investigations sur ce qui est le résultat de l'organe en action, sans tenir compte de l'organe. C'est l'écueil inévitable contre lequel se buttent tous ceux qui croient devoir séparer ce qui est inséparable, ce qui est indivisible, l'organisme et les fonctions, de quelqu'ordre que soient ces dernières.

Pour nous qui ne saurions admettre cette distinction, nous tenons grand compte dans l'appréciation de tout phénomène fonctionnel des conditions de l'organisme qui en est la source, nous jugeons les résultats d'après les modifications organiques qui le produisent.

Or, dans quelles conditions psychologiques autres que celles du sommeil ordinaire voit-on s'opérer la transformation de la pensée en sensation? Nous l'avons établi surabondamment pour les autres phénomènes du délire; elles ne sont autres que les conditions psychologiques de l'état de rêve, partiel ou général, sensoriel, intellectuel, affectif.

En toute circonstance, la simple vivification des idées, ou

mieux des images, leur métamorphose successive d'abord, et par moment de plus en plus vive en sensation, est le résultat de la concentration graduée, puis complète de la sensibilité de l'extérieur à l'intérieur, de quelque manière, d'ailleurs, que s'opère cette concentration : lentement, par un effort spontané, suivant des lois déterminées, périodiques, comme dans le sommeil proprement dit, ou bien par l'influence de causes extérieures, physiques ou morales, comme dans les mouvements congestionnels du cerveau, les préoccupations fortes, les efforts d'attention, les émotions violentes, etc.

En définitive, le fait d'hallucination est un phénomène *pathologique*, dans quelque circonstance qu'on l'envisage ou qu'il se produise ; comme les autres phénomènes du même ordre, il a sa raison d'être : c'est elle qui engendre ces derniers. Aussi l'hallucination proprement dite est-elle la compagne ordinaire de délire et l'illusion qui, ainsi que nous l'avons établi le premier (¹), sauf quelques différences dans la forme, n'est au fond qu'une hallucination ordinaire, se retrouve-t-elle toujours (²) au début du délire.

Il ne saurait y avoir, il n'y a point d'exception pour les cas où l'hallucination se montre isolée, seul fait anormal au sein de l'intelligence qu'il soit ou non apprécié par la conscience intime.

Le trouble intellectuel profond, radical qui est la condition essentielle de toute anomalie mentale et que pour cette raison j'ai appelé *fait primordial*, est toujours là ; il peut, par la suite, s'amoindrir, disparaître même complètement, après avoir ap-

---

(1) Du haschich.

(2) *Toujours ?* Nous maintenons ce mot contrairement aux idées reçues. En me conformant à ces idées, j'aurais dit : *presque toujours*. Mais, j'ai la conviction que si tous les malades pouvaient rendre un compte exact de ce qui se passe à l'époque de l'invasion de la maladie, ils signaleraient tous des invasions plus ou moins nombreuses ; cela se conçoit facilement si l'on réfléchit qu'il suffit pour les produire du trouble le plus passager, de l'exaltation mentale la plus légère et qu'il est impossible que ce trouble, cette excitation n'aient pas lieu au début de toute affection mentale. J'ai vu beaucoup d'individus, quelque troublés qu'ils fussent par le haschisch, qui n'avaient pas d'hallucinations proprement dites. Je n'en ai jamais vu qui ne reconnurent pas avoir de nombreuses illusions. J'ai vu le même fait se reproduire chez un grand nombre d'aliénés.

porté l'idée fixe, l'hallucination, le penchant irrésistible, la vo
lonté pervertie, etc., mais il a toujours existé.

Qu'a-t-on voulu dire en déclarant que l'hallucination « n'est
presque pas autre chose que le résultat un peu forcé d'un acte
normal de l'intelligence ».

En est-elle moins pour cela un phénomène pathologique ?
N'en est-il pas de même de toutes les autres anomalies intellectuelles ? Ne peut-on dire d'une idée fixe qu'elle n'est presque
pas autre chose qu'une conviction ordinaire un peu forcée ?
Exemple : une mère apprend que son fils vient de se noyer :
sa tête s'égare. Peu après on amène devant-elle son fils que sur
un faux renseignement on avait cru mort. La mère n'en persiste
pas moins à le croire mort. Le témoignage de ses sens, les efforts
de ses amis sont impuissants pour la dissuader.

Une pareille manière de voir ne tend-elle pas à confondre, à
supprimer toute ligne de démarcation entre deux choses essentiellement distinctes. La santé et la maladie, le délire et la raison, le rêve et l'état de veille ?

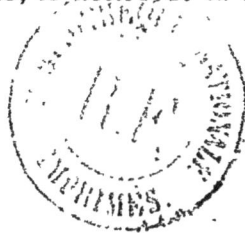

FIN

TABLE DES MATIÈRES

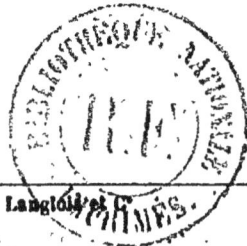

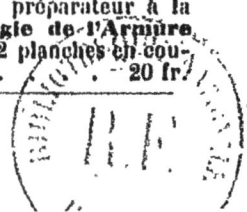

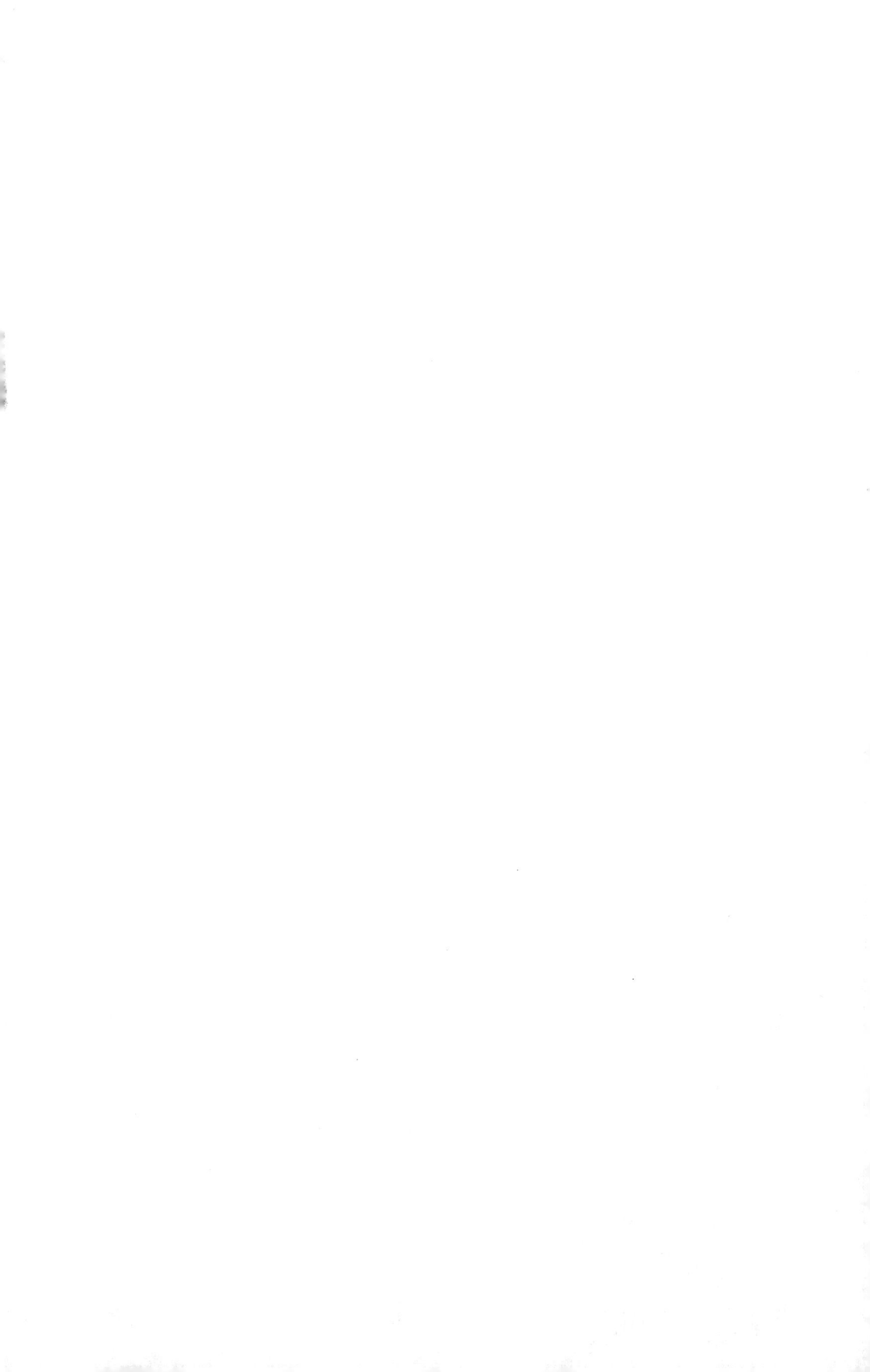

www.ingramcontent.com/pod-product-compliance
Lightning Source LLC
Chambersburg PA
CBHW071850200326
41519CB00016B/4314